## 내 운명을 바꾸는 채식의 비밀

**함웅도 (咸熊道) 편저**

(구명 : 함기철)

# 내 운명을 바꾸는 채식의 비밀

편저자 | 함웅도

1판1쇄 발행 | 2009년 7월 15일
1판2쇄 발행 | 2012년 1월 15일

발행처 | 건강다이제스트사
발행인 | 이정숙

출판등록 | 1996. 9. 9
등록번호 | 03-935호
주소 | 서울특별시 용산구 효창동 5-3호 대신빌딩 3층(우편번호 140-896)
TEL | 02-702-6333  FAX | 02-702-6334

정가 | 10,000원

ISBN  978-89-7587-060-6  03510

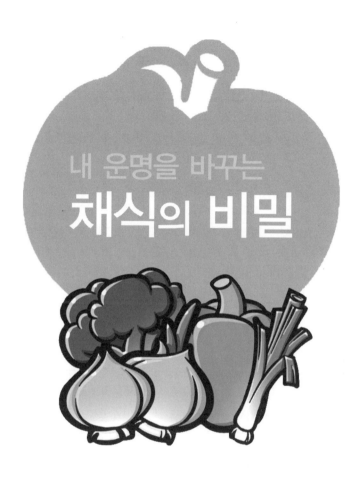

내 운명을 바꾸는
# 채식의 비밀

함웅도 (咸熊道) 편저

(구명 : 함기철)

건강다이제스트 社

## 미국 클린턴 대통령 채식주의 변신과
## 양심 있는 의사들의 채식주의 선언을 환영하며…

세상을 살다보면 여러 가지 문제에 부딪히게 됩니다. 여기에는 개인적인 문제, 사회적인 문제, 지구 전체적인 문제도 있습니다. 결국 개인, 사회, 지구 전체적인 문제는 하나로 연결되어 있는 경우가 많으며, 상호 유기적인 관계에 있는 것입니다.

지금 우리 주변을 살펴보면 각종 서구형 질환들인 생활습관병이 급격한 증가 추세에 있습니다. 세계적으로는 사막화, 각종 환경오염(토지, 공기, 물), 기아, 테러, 전염병 등이 늘어나고 있습니다. 특히 최근에는 쇠고기 광우병, 조류독감, 신종플루 등으로 세계가 온통 난리법석을 떨고 있습니다.

이것을 해결하기 위해 국제 산하 각 분야의 전문가들이 해법을 찾고 있는데, 뚜렷한 대안을 제시하고 있지는 못합니다. 하지만 많은 연구소에서 발표한 논문이나 연구 결과를 보면 채식으로의 전환이 지구와 사회, 개인의 문제를 근본적으로 해결할 수 있는 대안책이라 말하고 있습니다.

채식은 인간의 자연스러운 식사법으로서 평화로운 마음과 지혜로운 정신을 길러줍니다. 환경을 오염시키지도 않으며, 세계적 기아와 질병으로부터 자유롭게 하며, 인간의 영혼을 성숙시켜 참 자아를 발견하게 하는 고귀한 식사법입니다.

2011년 8월 18일 CNN과의 인터뷰에서 현대의학의 최고 의료서비스로 질병 치료를 하던 미국 클린턴 역대 대통령도 심장 관련 질병을 완치하지 못하자 완전 채식주의로 변신함을 밝혔으며, 2011년 5월 21일 한국의 국회헌정기념관에서 300여 명의 양심 있는 의사, 치과의사, 한의사들도 채식주의를 선언하였습니다.

독자여러분!
역사적으로 돌이켜보면 소크라테스, 석가모니, 예수, 톨스토이, 아인슈타인, 에디슨, 뉴턴, 슈바이처, 다윈, 레오나르도 다빈치, 피타고라스, 조지버나드쇼, 간디, 공자,

노자, 맹자 등 위대한 성현과 선구자들은 채식주의자들이었습니다. 그들이 우리보다 못나서 채식을 했을까요? 생각이 모자랐을까요?

독자여러분! 이제 모든 잔혹함의 식사를 멈추십시오! 우리의 식탁에서 자비로운 사랑의 에너지를 키우세요!

채식은 인간의 건강을 지켜주는 식사법으로도 중요하지만 평화스러운 마음과 지혜로운 정신을 길러줍니다.

세계적 기아와 질병으로부터 자유롭게 하고 의식을 고양시키며, 세계 평화를 자연스럽게 만들어 갈 수도 있습니다.

채식은 또 환경오염과 지구 온난화를 막아주면서 인간의 영혼을 성숙시켜주는 하늘이 주신 고귀한 식사법입니다.

채식! 육식! 어떤 것을 선택하느냐 하는 문제는 개인의 문제만이 아니라 사회와 세계까지 연결되어 있다는 인식의 전환을 가져야 할 때입니다. 우선 선입견과 편견을 버리고 채식으로 눈을 돌려보면 세상과 더불어 행복해지는 문이 여러분을 기다리고 있습니다.

채식의 문을 열고 들어서면 진리의 샘과 행복의 음식이 차려져 있으며, 지혜의 나무가 우리를 평화스런 마음과 참 자아로 이끌어 줄 것입니다.

채식은 사랑이며 생명존중이며 자신을 사랑하는 적극적 표현이며 우리의 고귀한 영혼을 담고 있는 고귀한 존재입니다. 채식의 물결이 전 세계적으로 확대되고 있습니다. 여러분들도 채식의 문으로 들어오시어 건강한 몸과 마음으로 행복한 삶과 운명을 바꾸어 보시기를 간절히 기원해봅니다.

끝으로 이 책을 발간하도록 도움을 주신 모든 분들에게 감사를 드리며 나의 채식생활을 도와준 사랑하는 가족과 친지들에게도 고마움의 마음을 전하는 바입니다.

2011년 11월 11일 관악산 아래에서

## 바보 함웅도 (咸熊道)

(본명 함기철)

# Contents

## 제2장

## 내 몸은 채식을 좋아한다

제3장

## 사람들은 언제부터 채식을 하게 됐을까?

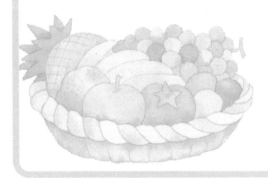

Contents


제4장

## 내 몸에 좋은 채식 실천하는 요령

채식을 실천하려면…140

채식은 언제부터 하면 좋을까요?…143

채식이 어려운 이유…149

영양만점 채식식품 맛내기 조미료 17가지…152

영양만점 채식요리 맛내기 양념장&맛내기 소스…160

완전한 채식인을 위해 금하는 식품 및 성분…168

부록

전국채식식당리스트

채식요리서적들

채식, 환경, 생명 관련 사이트

# 필자의 체험으로 밝혀진
## 채식 속에 숨겨진 비밀의 '힘'

어느 날부턴가 제 주변 사람들은 저를 미친 사람처럼 보기 시작했습니다. 또 이상한 기인(奇人)처럼 바라보는 시각도 있었습니다. 그럴 만한 이유가 있었습니다. 채식을 실천하기 시작하면서부터 이런 모습으로 사람들에게 비춰졌던 것 같습니다. 저는 원래 태어나면부터 채식주의자는 아닙니다. 젊은 시절은 술, 담배, 생선, 고기, 계란 등 가리지 않고 잘 먹었습니다. 쇠고기를 비롯해 돼지고기, 닭고기, 소간, 간천엽, 소등골, 보신탕, 노루피, 뱀탕 등도 즐겨 먹는 몬도가네식의 미식가였습니다.

주량도 대단해서 하루에 소주 3~4병은 거뜬히 먹어치웠으며, 최대의 주량은 30병까지 먹는 광란의 알코올중독자 수준에 이르렀던 사람이었습니다. 성격은 또 어떤가요? 매사 과격하고 강해서 제 뜻과 맞지 않으면 무력행사도 불사하는 폭군형 스타일이었습니다. 불의를 보면 참지 못하고 대중 앞에 나서기 좋아하는 영웅심도 매우 강한 성격의 소유자였습니다. 그랬던 제가 채식을 시작하면서 서서히 달라지기 시작했습니다. 부드러운 모습으로 바뀌었고, 바보처럼 살아가는 것에 익숙해지기 시작한 것입니다. 또한 한서대학교 설립을 제안한 창시자로서 설립자이신 친형님을 총장으로 모시고 함께 재직하면서 말할 수 없는 고통과 오해 그리고 주변의 모략과 음모 속에서 수없는 비난의 화살을 받아 그 고통으로 자살까지도 생각하였지만 무사히 사고 없이 정년까지 할 수 있었던 그 힘은 채식수행의 결과라고 말하고 싶습니다.

곰곰이 생각해보면 채식을 시작하기 전과 후의 제 모습은 너무 많이 변한 것 같습니다. 성격은 온순해지고 차분한 마음과 평온한 마음으로 하루하루를 생활하는 삶으로 바뀌었습니다.

사실 처음 채식을 시작하게 된 동기는 절박한 상황에서 시작된 것이었습니다. 간경화의 초기 증세가 나타났고, 심한 지방간 상태여서 어쩔 수 없는 선택으로 채식을 하기 시작했습니다.

처음 채식을 시작할 당시는 참 힘들었습니다. 이때 창조주 하나님의 사랑은 큰 의지가 됐습니다. 지금 생각해보면 끝까지 갖은 유혹을 이겨내고 채식 생활을 실천해온 제 자신에게 고마움을 느낍니다.

그런 덕분일까요? 과거와는 너무나도 다른 지금의 저는 어떤 고통과 충격적인 일에도 의연해졌습니다. 매사 동요하지 않고 차분해진 생활을 영위하고 있습니다.

물론 예수 그리스도께서는 "원수까지 사랑하라."고 말씀하셨습니다.

비록 그 수준은 아니지만 제 자신을 다스릴 수 있게 되었고, 매사 평온한 마음으로 생활할 수 있게 된 것은 큰 은혜가 아닐까 싶습니다.

그래서 오늘도 채식과 더불어 명상수행은 제 삶속에 일부가 되었습니다. 문득문득 제자신도 모르게 과격한 성격이 습관적으로 표출될 때도 있지만 그럴 때도 명상 수행 5분만 하면 어느새 마음은 가라앉고 평온해지므로 평정을 되찾곤 합니다.

이렇게 변한 제 자신이 놀랍기도 합니다. 언제나 제 자신을 되돌아보고 마음의 안식을 주는 명상수행을 하면서 살아갈 수 있는 것은 모두 채식 속에 숨겨진 비밀의 힘 때문이 아닌가 싶습니다.

우리 마음을 다스릴 수 있고, 인내심을 갖게 하는 묘한 힘이 채식 속에 숨어 있기 때문에 저의 삶은 슬픔과 고통 대신 기쁨과 즐거움으로 바뀌었고, 불행에서 행복으로 바뀐 것 같습니다. 그래서 오늘 저는 그 어느 누구보다 행복합니다.

감히 단언합니다. 이 세상에 채식을 하지 않는 동물들은 결코 온순할 수가 없습니다. 우리 인간들도 육식을 하기 시작하면서부터 온순한 마음을 많이 잃어가고 있지 않나 생각합니다. 온순한 마음을 갖기 위해서는 반드시 채식을 해야 합니다. 채식을 함으로써 인생을 평온하게 살 수도 있을 것입니다. 또 자기 자신도 다스릴 줄 알게 될 것입니다. 욕심도 버릴 줄 아는 사람이 될 수 있을 것입니다. 불쌍한 이웃들에게 가진 것을 나눠주는 마음 따뜻한 인생을 살 수 있을 것입니다. 많은 과학자들의 증거도 있습니다. 이것을 사람들은 너무나 모르고 있습니다. 저는 그 사실을 알고 싶고, 또 깨우쳐 주고 싶습니다. 참된 채식과 명상 수행은 우리를 올바른 영적세계로 인도하는 이정표임에 틀림없습니다.

많은 종교들이 매일 아침마다 성당을 찾아 예배를 하고 교회를 찾아 기도를 하지만 저는 매일 채식과 명상수행을 통해서 하나님과 직접 교류하며 기도생활을 즐기고 있습니다.

세 살 버릇 여든까지 간다는 말도 있지만 지금의 저는 과거의 과격하고 불같은 성격은 먼 기억 저편에 묻어두고 살아갑니다.

채식… 비록 평범한 두 글자에 불과하지만 이 말은 놀라운 힘을 지닌 신비의 말입니다. 과격한 사람을 온순한 사람으로 변화시켜 주고 각종 질병과 고통에서 벗어나게 해줄 놀라운 힘도 가지고 있기 때문입니다.

그러나 채식을 할 때는 반드시 명상수행도 같이 해야 합니다. 하얀 옷이나 흰 종이처럼 깨끗한 것에 때가 묻기 쉬운 것처럼 채식주의자들도 마음을 다스리는 수행을 함께 하지 않으면 자칫 성격이 예민해지고 질병에 쉽게 걸릴 수도 있는 점에 유의해야 합니다. 그러므로 완벽한 채식주의자는 마음과 영혼을 다스리는 명상수행을 반드시 함께 해야 합니다.

그래야 내 몸도 다스리고 내 마음도 다스릴 수 있습니다. 그것은 결국 우리의 운명을 바꿔주고 인생도 변화시켜 참행복에 이르는 지름길이 되어줄 것입니다.

부디 이 책을 통해서 채식에 숨어 있는 비밀의 문을 발견하시기를 바랍니다. 또 하나 바람이 있다면 채식 속에 숨어있는 비밀의 힘을 체험하는 독자들이 많아져서 행복한 삶을 살 수 있는 계기가 되기를 간절히 기원해보며, 여건이 허락되는 대로 독자 여러분을 위한 올바른 명상기도법에 대한 내용을 집필하여 알리고자 합니다.

**바보 함웅도 (咸熊道)**

(본명 함기철)

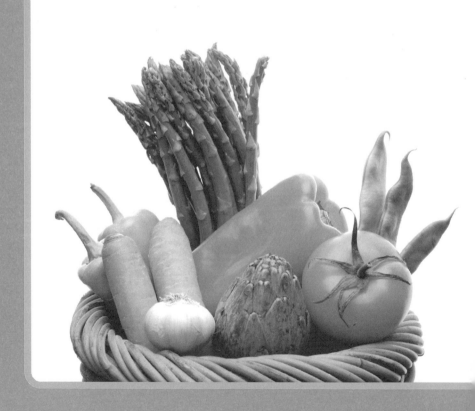

제 **1** 장

# 채식의
# 매력 속으로

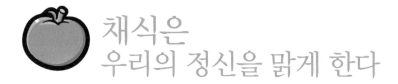

# 채식은
# 우리의 정신을 맑게 한다

지혜는 맑은 정신에서 나오며, 맑은 정신은 고요함에서 나옵니
다. 삶의 바다를 항해하면서 올바른 판단을 하기 위해서는 지혜와
맑은 정신이 필요한 것입니다.

채식은 고요한 마음을 갖게 하며, 우리의 정신을 늘 깨어 있게 하
여 줍니다. 식물은 태양의 빛과 우주의 에너지를 결합하여 우리에게
야채, 과일, 곡류라는 형태로 제공되며, 섭취한 후 다시 순수한 빛,
물, 에너지로 변화되어 우리의 심신을 밝고 고요하며 평화롭게 해줍
니다.

우주의 에너지와 밝은 빛은 **식물과** 초식동물 → 잡식동물 → 육
식동물 → 인간의 순서대로 제공되어집니다. 결국 육식을 취한다는
것은 저급해진 에너지와 오염된 물을 취하는 행위와 다름없습니다.

동물의 고기와 핏속에는 동물의 습성과 정보가 저장되어 있습니다. 따라서  이것을 먹은 인간의 몸과 마음에도 영향을 주어, 각종 질병을 일으켜 정신을 흐리게 하고 사회적 범죄의 간접적인 원인이 되기도 합니다.

칩 속에 정보가 입력되듯, 동물의 습성은 고기와 핏속에 파동으로서 고스란히 담겨져 있다가 섭취 후 인간의 파동과 결합되면 인간 본연의 맑은 정신을 교란시키는 것입니다.

그러므로 우리가 늘 깨어있기 위해서는 채식으로의 전환이 필요합니다. 아인슈타인은 과학, 수학, 철학분야에서 수많은 업적을 남긴 인물입니다. 그에게 한 번은 어떻게 그런 많은 업적을 이룰 수 있었냐고 묻자, 잠을 자지 않고 연구하였다고 했습니다. 어떻게 잠을 자지 않을 수 있느냐고 하자, 먹지 않는다고 대답하였답니다. 아인슈타인은 채식주의자로서 올바른 식사를 통해 맑은 정신을 소유한 채 늘 깨어 있었던 것입니다.

채식은 우리의 정신을 깨어있게 합니다. 진정한 행복과 평화를 찾을 수 있는 생활 속의 진리의 길…채식의 문으로 여러분들을 초대합니다.

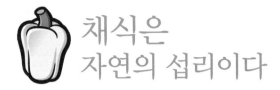

# 채식은
# 자연의 섭리이다

　모든 것은 상대성의 원리로 이루어져 있는 것이 자연의 섭리입니다. 해와 달이 있어 낮과 밤이 순환을 하는 것이며, 남과 여가 있어 지구의 역사가 진행되고 있으며, 성공과 실패가 있어 인생의 이중주 하모니가 연출되는 것이니, 모든 것이 상대성의 원리입니다.

　지구에선 동물과 식물이 상대성으로서 상호 공존관계에 있는 것입니다. 식물은 산소를 내뿜고, 대기를 따뜻하게 하며 우주 에너지를 합성한 후 각종 먹거리를 인간에게 제공합니다.

　동물은 이것을 토대로 산소를 마시고, 먹거리를 얻으며 이산화탄소와 배설물을 배출합니다. 식물은 다시 이것을 섭취하고 분해한 뒤 다시 인간에게 유익한 먹거리와 산소로 변환시켜 줍니다.

　인간 또한 동물의 한 종족으로서 식물을 취하는 것은 당연한 자연의 섭리인 것입니다. 식물은 고요하고 움직임이 없이 정적인 상태를 소유한 음적인 에너지이며, 동물은 움직임의 에너지를 갖고 있으니 양적이라 할 수 있습니다. 그러므로 고요하고 평화스런 식물의 섭취는 우리의 심신을 고요하고 평화로우며 밝게 정화시켜 줍니다. 식물은 뿌리를 땅에 의지한 채 태양을 향해서 자라납니다. 인간도 척추를 곧게 세우며 이상을 향해서 성장합니다.

육식 동물은 어떠한가요? 네 발로 땅을 기며, 포악하고 난폭한 습성을 가지고 있습니다. 그 습성은 예리한 발톱과 날카로운 이빨을 외적으로 갖게 되었는데, 평소에는 부드러운 털 속에 숨기고 있으나, 본능이 발동할 때에는 순식간에 공격적이고 난폭한 본성을 드러내게 됩니다.

동물세계에서도 고등동물일수록 과일과 나뭇잎 등을 즐겨 먹습니다.(침팬지, 고릴라 등의 영장류)

기린, 말, 코끼리, 소, 하마, 낙타 등을 떠올려 보십시오. 평화, 스태미나, 힘, 유연성, 지구력, 강인함 등이 느껴지실 것입니다. 사자, 호랑이, 치타, 표범, 고양이 등을 떠올려 보십시오. 폭발, 난폭, 사나움, 급함, 게으름 등이 느껴질 것입니다. 초식동물인 데도 불구하고 큰 덩치와 지구력, 강한 힘을 소유하고 있는 것을 보면 채식은 우리 인간에게도 똑같은 유익함을 선사할 것입니다.

육식을 한다는 것은 +(양)이 +(양)을 취하는 것이니 동성연애와 같아서 극양의 상태가 되는 것입니다.

그러므로 필연적으로 열이 발생하여 AIDS와 같은 열적병을 일으키고, 유전자 변이를 일으켜 인체의 수분을 고갈시킵니다. 탁하게 변질된 인체의 수(水)와 혈(血)은 정신을 흐리게 하는 필연적 결과를 만들어냅니다.

인간이 채식을 하는 것! 이것은 음양이 조화를 이루어 중용의 미덕을 갖게 합니다. 지구의 평화와 생명존중의 사회문화는 음양이 조화된 채식으로부터 시작이 되는 것입니다.

완전한 채식을 3년 하면 체질이 바뀌고
완전한 채식을 6년 하면 마음이 바뀌고
완전한 채식을 9년 하면 환골탈태의 경지에 이르게 됩니다.

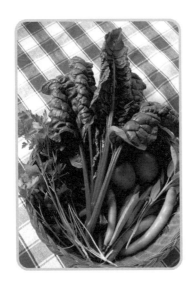

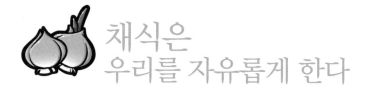

# 채식은
# 우리를 자유롭게 한다

세상을 바라보는 지혜는 의식의 확장으로부터 비롯됩니다. "너 자신을 알라."라는 소크라테스의 말처럼 우리는 자신을 이해할 필요가 있습니다.

그런데 우리는 너무 바쁜 나머지 자신을 바라볼 시간이 없으며, 내면의 메시지를 무시한 채 오직 외부로만 의식을 향하여 돈과 명예, 성공으로만 끌려다니고 있습니다. 무한한 탐욕 행위 속에도 공허함을 느끼며 술, 담배, 마약, 오락 등으로 보충하려 합니다.

우리 인간은 영혼과 마음, 몸이 결합된 삼위일체적 존재입니다. 우리는 스스로를 동물수준으로 격하시켜 육체적인 존재라고 생각하며 외면을 키우기에 급급한 것입니다.

삶의 흐름 속에서 어느 날 질병이 들어 고요한 혼자만의 시간이 되었을 때, 또는 죽음의 시간에서 외면적 욕망들은 수단이요, 방편이었음을 이해한 뒤 후회하며 반성합니다.

우리는 살아가면서 스스로를 영혼이 깃든 고귀한 존재라는 자아존중감을 가져야 합니다. 영혼은 이 몸의 운전사요, 이 몸은 차와 같아서 이 세상을 여행하는 도구가 되며, 물질세계는 우리가 경험하는 무대가 되는 것입니다.

내면에 깃든 영혼의 여행이 끝날 때쯤 이 몸과 물질들은 언젠가는 놓고 가야 할 빌린 도구와 같은 것입니다.

인생의 막다른 길목! 즉 이별, 실패, 좌절, 질병, 고통 등에서 우리는 신을 찾고 자신의 내면을 돌아보게 됩니다. 결국 고통과 좌절은 우리의 영혼을 일깨우는 촉매제로서 영혼, 마음, 몸이 서로 조화롭고자 하는 내면의 기지개인 것입니다.


우리는 늘 주위를 의식한 채 자신을 제한하고, 억누르며 스스로를 비하합니다. "난 남자야.", "난 여자니까 부드러워야 해", "난 공부를 못하는 데…", "사람들은 내 성격을 싫어 해" 등의 이유를 붙이며 스스로를 제한시킵니다.

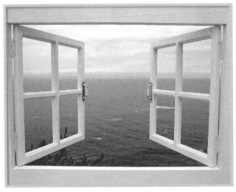

스스로 만든 제한된 틀로 인하여 우리는 몸과 마음이 병들고, 고독해지며 불행하다고 느끼게 됩니다. 그러나 우리가 잠들 때는 모든 것을 잊고, 편안해집니다.

그곳에는 남녀, 부자와 가난, 질병, 좌절, 부끄러움도 없습니다. 그래서 성인이 애기같이 순수하고 단순하며, 노인의 지혜를 갖추라고 한 것입니다.

우리는 보름 명절 때 호두와 땅콩을 깨물며 소원을 빕니다. 사실 이 풍습 이면에는 우리의 제한된 편견과 낡은 사고방식을 과감히 깨뜨려 새로운 의식세계를 구현하고자 하는 다짐이 들어있는 것입니다.

창문을 열어야 새로운 공기가 들어오듯이, 우리가 넓고 새로운 의식 세계로 나아가기 위해서는 과감히 자신의 틀을 깨어야 합니다. 우리는 영혼, 마음, 몸의 조화체로서 이 세상을 경험하기 위해 신이 창조한 고귀한 존재이며, 각자의 역할을 통해 공부를 해나가고 있는 것입니다.

연극이 아무리 힘들어도, 큰 재물을 갖고 있더라도 이것은 지금의 역할로서 우리가 성장하기 위한 무대와 도구라는 의식의 전환을 가져야 할 때입니다. 우리에겐 내일이 없습니다. 다만 오늘이 있을 뿐입니다. 내일 성공해서 부모님께 효도하고자 생각하고, 배우자와 또는 친한 이와 싸운 뒤 자존심 때문에 내일로 화해하고자 미루며, 귀찮은 생각에 오늘 일을 내일 처리하고자 생각합니다.

그러나 예고편이 없는 삶의 마지막 순간은 내일을 기다려 주지 않습니다. 쓰나미의 해일, 동남아의 지진, 유럽의 한파 등…그곳의 많은 사람들도 내일을 꿈꾸며, 사랑하는 사람과의 대화를 미루고, 사랑의 표현을 아끼고 살다가 삶의 마지막 순간…순식간에 닥친 죽음의 문 앞에서 자신의 어리석음을 후회했을지도 모릅니다. 단, 한 번밖에 없는 유일한 삶을 사는 우리는 이제 후회하지 않기 위해 깨어 있어야 합니다. 단 한 번밖에 없는 현재의 삶을 중요시 여기고, 현재에 충실해야 합니다. 나아가 스스로를 존중하는 주인공 의식을 가져야 합니다. 우리는 오늘을 살며, 주위 사람들에게 사랑을 표현하고 공동체 의식으로 더불어 살아가야 합니다.

이렇게 될 때 이 세상에서 보람된 생을 영위하며 영혼과 심신이 조화된 인생이 되리라 여겨집니다.

채식은 우리를 보다 맑게 정화시키고, 우리의 참 자아를 밝게 하여줍니다. 인간에 대한 이해, 바로 의식의 전환에서 진정한 자아사랑과 타인에 대한 배려가 생기지 않을까 합니다.

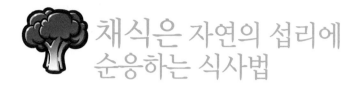

# 채식은 자연의 섭리에 순응하는 식사법

자연은 무조건적인 희생과 사랑의 미덕을 보여주고 있습니다. 다양한 모습과 현상 속에서도 질서를 지키며, 한 치의 오차도 없이 자연은 영구한 세월을 지내오고 있습니다.

호박씨를 심으면 호박이 나오고, 겨자씨를 심으면 겨자가 나오는 것이 뿌린 대로 거둔다는 인과의 법칙이지요. 이 법칙은 우리의 삶 속에서도 동일하게 적용되어집니다.

우리가 삶속에서 괴로움과 슬픔을 겪고 있다면, 지금은 잊었지만 언젠가 옛적에 스스로가 뿌려놓은 씨앗이 발아한 것인지도 모릅니다. 우리가 현재 질병으로 고통을 받고 있다면 그 원인 또한 우리가 뿌려놓았음을 알아야 합니다.

다른 사람의 마음을 아프게 했다면, 스스로의 죄의식으로 인하여 질병이라는 형태로 나타났는지도 모릅니다. 오랜 시간 동안 육식과 인스턴트 음식으로 식생활을 해왔다면 현재 당신은 비만, 당뇨, 심혈관계 등의 결과를 체험하고 있을 수도 있습니다.

자연의 공평한 법칙에 의하여 우리 인체도 중용을 유지하려는 현상이 나타나게 됩니다. 이 법칙으로 인하여 현재의 고통이나 질병은 우리가 예전에 뿌려놓은 씨앗이 발아한 것이라는 사실을 알아야 합니다.

이것은 자연의 섭리로서 인간 또한 자연의 일부분으로서 존재하기 때문입니다. 인간은 지구의 세포로서 지구환경에 의해 영양상태가 결정되는 존재입니다. 지구환경이 오염되는 만큼 인간세포도 오염된 공기와 음식을 섭취하게 되는 것이며, 오염된 것들을 섭취하는 만큼 질병이라는 결과를 얻게 되는 것입니다.

채식은 자연의 원리에 순응하는 식사법입니다. 환경을 오염시키지 않으니 인간이 건강해지는 것은 당연한 결과입니다. 인체는 식물을 통하여 에너지를 흡수한 뒤 땅에서 거둔 만큼 땅으로 돌려보내니, 지구의 식물과 동물은 조화를 이루며 살아가게 됩니다. 그러므로 채식은 자연의 섭리이며 순응하는 식사법입니다.

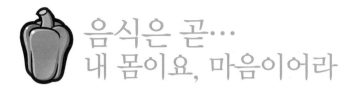

# 음식은 곧…
# 내 몸이요, 마음이어라

우주는 물로 이루어져 있고 생명은 모두 물에서 나와 우주의 에너지인 수증기로 돌아갑니다. 그러므로 생명이 있는 모든 것은 물을 함유하고 있습니다. 물이 맑으면 지혜롭고, 탁하면 우둔합니다. 물이 고여 흐르지 않으면 병들고, 물이 마르면 생명은 없어지게 됩니다.

우주의 수증기는 파동으로서 다양한 주파수가 되어 개성있는 삼라만상을 창조하게 됩니다. 식물은 수분이 90%, 지구와 동물은 70%가 수분으로 채워져 있으며, 대기 또한 수증기로 이루어져 있어 여러 가지 자연현상을 일으킵니다.

수증기가 모이면 비가 되고 수증기가 땅으로 내려오면 겨울과 밤이 됩니다. 수증기가 오르면 새싹이 되어 대지를 초록으로 물들이며, 하늘의 비가 되어 대지교향곡을 선사합니다.

모든 것의 만남은 물과 물의 만남입니다. 사람이 음식을 섭취하는 것도 물속에 담겨진 에너지와 정보를 받아들이는 행위인 것입니다.

식물은 밝은 빛과 맑은 물의 결합체이므로 인간의 지혜를 밝히고 육체를 맑게 유지하여 줍니다. 그런 반면 육식은 인간의 정신을 동물의 수준으로 타락시키며, 동물적 본능을 자극하여 욕망을 부채질하게 됩니다.

그러므로 육식을 주로 한 사람이나 국가는 공격적이고 물질적으로 변모해, 이기적인 마음으로 전쟁을 일으키게 됩니다. 채식을 주로 했던 인디언부족이나 동양의 부족들은 평화적이며 자연친화적인 생활방식을 추구해 왔습니다. 음식은 우리의 정신을 만드는 재료이며, 그 사회의 문화와 가치관을 만들어가는 중요한 요소가 됩니다. 개인에게는 성격을 만들어 운명을 만드는 밑거름이며, 국가로 보면 문화의 근본이 되는 것이기에, 음식은 단순한 먹거리가 아니라 우리 심신에 대한 경건한 의식행위라고도 볼 수 있습니다.


우주에너지=식물=인간=우주적 정신과 깨끗한 육신=의식의 진화
우주에너지=식물=초식동물=잡식동물=육식동물=인간=동물적 본능과 오염된 혈액=의식의 타락


기발한 아이디어로 수조 원을 벌어들이는 일! 그것은 맑고 고요한 정신상태의 지혜에서 나옵니다. 시끄러운 공사장의 설계도도 고요한 작업실에서 나오며 위대한 발명이나 뛰어난 기획도 고요한 지

혜에서 나오는 것입니다.

   운명의 성공과 행복도 맑은 정신을 바탕으로 한 냉철한 판단력과 우수한 지혜, 건전한 사고에서 나옵니다. 채식은 이를 가능하게 해 주는 밑거름과도 같습니다.

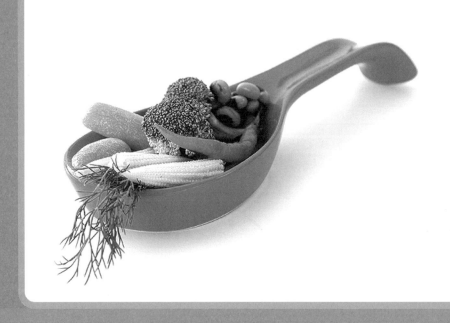

제 **2** 장

# 내 몸은
# 채식을 좋아한다

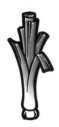

# 내 몸이 좋아하는
# 채식이란?


채식이란, 말 그대로 고기를 먹지 않고 순수한 식물성 음식을 섭취하는 것을 말합니다.

채식은 몸과 마음을 건강하고 온전하게 도와주는 식생활로서, 일체의 동물성을 제외한 식물성만을 먹는 식사법이라고 할 수 있습니다.

우리는 일반적으로 종교적인 선택, 건강에 대한 관심, 환경적 고려, 선량한 마음가짐, 그밖에 경제적이거나 정치적인 이유로 동물성 식품을 먹지 않고 야채, 과일, 견과류, 콩 등을 섭취하는 사람들을 '채식주의자'라고 부르고 있습니다.

실제로 사회생활에서는 고기를 완전히 먹지 않는 식사를 하기란 쉽지 않으므로, 완전한 채식이 아닌 여러 형태의 채식법이 방편으로 쓰이고 있습니다. 채식주의자들 중에는 고기류만 안 먹는 게 아니라 우유, 계란과 생선까지도 먹지 않는 채식주의자들도 있고, 우유와 계란은 먹거나, 또는 생선만은 먹는 채식주의자 등 여러 종류의 채식주의자들이 있습니다.

하지만 채식주의자들의 공통점은 곡류와 채소와 과일을 주로 먹는다는 데 있습니다. 그리고 동물을 아끼고 환경을 중요시한다는 것입니다. 어떤 목적으로 어느 단계에서 채식을 시작하든, 동물의 고기를 먹지 않기로 하였다면 '채식인'이라고 볼 수 있습니다.

그리고 특별히 고기가 몸에 맞지 않아 채식을 하는 사람들을 들 수 있는데, 이러한 경우는 채식주의라기보다는 또 다른 편식이라고 할 수 있습니다. 흰밥과 김치만 먹으면서 채식을 한다고 할 수는 없는 일이니까요!

채식을 풀만 먹는 것으로 생각하는 사람이 많습니다. 아직까지도 우리 사회에서는 고기가 빠진 식탁, 곡식과 채소로 차린 식탁은 외면당하고 있는 실정입니다.

채식을 하고 명상(수랏사브드요가) 수행을 한다고 하면 이상향을 꿈꾸는 이상한 사람으로 생각하고, 심지어는 가족과 친구들도 꿈만 먹고 사는 사람으로 취급하는 것이 채식의 현주소입니다.


흔히들 채식을 한다고 하면, 입맛이나 성격이 까다로운 사람이거나 아토피 같은 피부병이나 다이어트 때문에 하고 있는 것으로 생각하곤 합니다.

어떤 목적으로 채식을 하건 간에 우리 사회에서 채식주의자는 음식을 중심으로 생활하는 한국의 공동체 문화를 뒤흔드는 불청객으로 여겨지는 경우가 많습니다.

우리나라는 개개인에게 음식이 차려지는 것이 아니라, 함께 나눠 먹는 식습관이 익숙하기 때문입니다. 우리들에게 채식주의자와 함께 음식을 먹는다는 것은 분명 편안하거나 즐거운 일만은 아닐는지도 모릅니다. 많은 사람들이 채식을 하는 경우에는 건강하지 않다는 편견을 가지고 있는데, 이것은 올바른 채식을 실천하지 못하였기 때문입니다.

채식을 하면서 더 주의해야 할 것은 다양한 종류의 식품을 정결하게 섭취해야 한다는 것이고, 그렇지 않게 되면 영양의 균형이 깨어질 수도 있습니다. 채식은 자연식과 생식의 개념에 맞추어져야 건강이라는 좋은 결과를 얻을 수 있습니다.

무엇을 섭취하느냐? 어떤 마음을 갖고 있느냐?

이것은 몸과 마음의 환경을 조성하여, 우리의 운명을 이끌어 가는 수레바퀴가 됩니다.

각 음식 재료는 열량만 존재하는 물질적인 면만 존재하는 것이 아니라, 그 안에는 자연의 메시지와 에너지, 여러 가지 영양 등이 함께 깃들어 있는 것입니다.

그러므로 식물 고유의 색, 향, 맛, 모양 등이 다르게 되고, 이를 섭취한 사람의 건강과 의식에도 다양한 영향을 주게 되는 것입니다. 즉 오늘 내가 선택한 음식이 운명을 바꿀 수 있는 재료가 되는 것입니다.

많은 의학자들도 먹는 음식의 중요성을 강조하였습니다. 동양에서는 '의식동원' 이라 하여, 음식을 건강과 병을 고치는 근본으로 생각하였습니다. 맑은 물을 채우려면 고인 물을 버려야 하듯이, 낡은 마음과 고정된 편견을 먼저 버려야만 합니다. 최첨단 과학의 발명으로 육식과 가공식

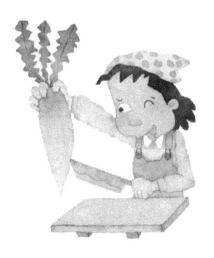

품이 우리 인체에 얼마나 해로운지는 이미 오래 전에 밝혀진 사실입니다.

이미 미국이나 유럽의 과학자, 의사, 영양사들은 육식의 해로움을 인정하고, 자연식으로 돌아가야 한다고 주장하고 있습니다. 그러나 사람과 동물을 아끼는 마음, 지구를 깨끗하게 보존하려는 마음은 기업의 이익 앞에서 그 대의명분의 가치를 잃어버리고 있는 실정입니다.

그럼 세계적으로 고기를 먹지 않고 식물성 식품만 먹는 채식주의자들은 얼마나 될까요?

설문 조사한 결과에 따르면, 미국에서 스스로 채식주의자라고 생각하는 사람이 1,000만 명에 이르렀습니다. 우리나라 채식인구의 비율은 이보다 적은  약 45만 명이지만, 건강 열풍과 맞물려 채식인구가 꾸준히 늘어나고 있습니다.

인간이 지구상에서 함께 살아가는 모든 생명체, 특히 동물들을 잔인하게 대한다면 그것은 고스란히 인간에게 되돌아온다는 것을 잊어서는 안 될 것입니다.

환경운동가들의 말이 아니더라도 육식 위주와 각종 저급한 식품의 잘못된 식습관에 길들여진 현대인들에게 있어 채식은 건강한 삶을 되찾기 위한 중요한 대안으로 자리를 잡아가고 있습니다.

인터넷 사이트엔 최근들어 부쩍 채식동호회의 숫자가 늘어나고 있습니다. 채식전문점이며 자연식전문식당 등 우리의 문화 안에서 하루가 다르게 채식의 대중화가 진행되고 있습니다.

생각의 전환에서 음식에 대한 변화는 일어날 것이며, 식탁의 변화 물결 속에서 행복과 건강의 물결이 일렁이고 있습니다. 이 새로운 변화의 중심에는  음식에 대한 현명한 깨어남이 필요합니다. 한 마디로 요약한다면, 음식은 곧 자신의 인생을 만들어 가는 밑거름인 것입니다.

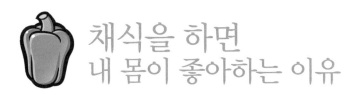

# 채식을 하면
# 내 몸이 좋아하는 이유

채식이 건강에 좋다는 것은 알겠는데, 도대체 어떻게 환경과 식량 부족현상, 물 부족 문제를 해결할 수 있다는 것일까요?

이에 대한 채식의 각종 연구 자료는 많은 일반인들에게 최소한 육류 소비를 줄여야겠다는 결심을 이끌어 내고 있습니다.

채식은 어떻게 우리에게 건강한 육체와 정신을 가져다줄까요?

사실 우리나라에서 채식을 한다는 것이 쉬운 일은 아닙니다. 고혈압이나 당뇨 등으로 인해 음식 섭취에 있어 극도의 조절이 필요한 사람들에게 뿐만 아니라, 건강식으로서 채식이 지니는 장점은 각종 신문과 방송을 통해 이제 많이 알려져 있습니다. 하지만 제대로 원칙을 지켜가며 가정에서 채식을 실천하기란 생각만큼 그리 쉬운 일은 아닙니다.

채식의 단계가 높아진 어느 한 분은 이렇게 말합니다.

"우리나라에서 채식을 한다는 것은 성직자 못지않은 수도생활입니다."

채식을 해본 사람이라면 이 뼈있는 우스갯소리에 고개를 끄덕일 것입니다. 그렇지 않습니까? 우리나라처럼 무언가 다르다는 것에 대해 철저히 배척하는 분위기를 뻔히 알면서도, 자신의 의지와 소신에 따라 그 '다름'을 선택한 것이니 마치 도를 닦는 생활일 수밖에 없을 것입니다.

고기가 좋으냐, 야채가 좋으냐를 떠나 좀 모자란 듯 사는 게 좋고, 요즘처럼 영양이 남아돌아 질병이 생기는 시대를 살아가면서 좀 부족하게 먹고, 좀 모자란 듯 살고, 좀 불편하게 생활하는 것도 의미 있는 삶이 아니겠습니까?

아이들은 '쫄깃한 살코기 씹는 그 맛'을 못 잊어 하고, 어른들은 '삼겹살에 소주 한 잔' 나누는 여유를 그리워하지만, 채식이 안겨다 주는 풋풋한 '맛'과 '지구를 살리는 대의명분'을 지키려는 사람들은 분명 늘어나고 있습니다.

그렇다면 우리가 아는 사람들 중에 채식을 했던 사람들은 누구일까요?

채식으로 유명한 사람은 아인슈타인, 뉴턴, 다윈, 톨스토이, 피타고라스, 에디슨 등입니다. 특히 에디슨은 자신을 천재라고 칭하는 사람들에게 "나는 천재가 아니라 단지 사람들이 잠자는 시간에 자지 않고 노력한 것일 뿐"이라는 의미심장한 말을 남겼습니다. 어떻게 잠을 자지 않을 수가 있느냐는 질문에 그의 대답은 의외로 "먹지 않는 것"이었다고 했습니다.

또 아인슈타인은 "채식이 사람의 성격에 가져다주는 변화와 정화 효과는 인류에게 대단히 유익하다고 생각한다. 채식을 택하는 것은 매우 성서롭고 평화로운 것이다." 라고 했고, 톨스토이는 "도살장이 존재하는 한 전쟁터도 존재할 것이다. 채식은 인도주의에 대한 엄격한 시험이다."라고 했습니다.

그들의 천재적인 영감과 아이디어에 채식이 한몫을 했다는 것을 우리는 느낄 수가 있습니다.


옛날보다 살기가 좋아지고 생활이 윤택해지면서 우리의 식단은 점점 화려하고 고기와 가공식품으로 변해가고 있습니다. 이로 인한 음식으로 생긴 병, 온갖 성인병은 지금 우리의 건강을 위협하고 있습니다. 먹는 것을 절제하고 조금 적게 먹고 채식을 생활화하여 건강한 삶을 누릴 것인가? 아니면 온갖 미각을 찾아 헤매다가 불치병인 고혈압, 당뇨, 뇌질환, 중풍, 각종 암에 걸려서 병상에 누워 가족에게 고통을 안겨줄 것인가? 우리 각자의 몫입니다.

## 〈부위별 암과 식생활의 관련 요인〉

| 분 류 | 위험요인 | 위험도 감소요인 |
|---|---|---|
| 위 암 | 고염식, 어패류(특히 염장식품), 대량의 쌀밥, 뜨거운 음식물 | 신선한 녹황색 채소, 과일 |
| 대장암 | 고지방식, 저섬유식, 맥주(직장암), 과식, 폭식, 공해식품 | 고섬유식(원곡류, 두류 등), 채소류, 균형 영양, 해초류 |
| 간 암 | 곰팡이가 자라는 음식, 음주 | 양질의 단백질 식품, 비타민, 미량원소가 많은 식품 |
| 폐 암 | 흡연 | 신선한 녹황색 채소, 비타민 A (레티노이드) |
| 식도암 | 뜨거운 음식물, 알코올, 음료, 단백질, 비타민, 무기질이 적은 음식 | 채소, 과일, 양질의 단백질, 무기질이 많은 식품 |
| 유방암 | 고지방질, 고에너지식 (특히 성장기부터 사춘기) | 균형 영양, 채소류, 과일류 |

– Nutrition and cancer 1985, Ann. rev. Nut. –

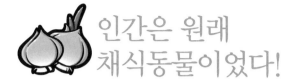

# 인간은 원래 채식동물이었다!

〈본초론〉에 보면 "분명, 인간은 육식을 하도록 만들어지지 않았다. 송곳니와 굽은 갈퀴가 있어야 먹이를 잡아서 찢을 수 있는데, 인간은 그런 것을 갖고 태어나지 않았다. 인간의 부드러운 손은 과일과 야채를 채집하기에 적당하고, 치아는 그것을 씹어 삼키기에 적당하다."라고 하였습니다.

미국 존스홉킨스 대학의 인류학 교수는 사람의 인체 구조와 생리적 특징을 다른 동물과 비교 연구했는데, 그의 연구를 참고로 정리해 보면 이러합니다.

"사람의 구조와 생리적 특징을 다른 동물들과 비교해 보면, 명백한 채식동물이라는 것을 알 수 있다. 먼저 육식동물은 발톱이 길고 날카롭다. 사자, 개, 늑대, 고양이 등의 육식동물은 아주 독특한 특성을 가지고 있다. 이들은 모두 매우 단순하고 짧은 소화기관을 가지고 있는데, 소화기관이 몸길이의 3배밖에 되지 않는다. 그것은 육식은 빨리 부패하므로 몸 안에 오랫동안 머무르게 되면 피를 오염시키기 때문에 빨리 배설하기 위해서다. 또한 소화액도 다른 동물보다 10배나 더 강한 염산을 분비한다. 차가운 밤에 사냥하고 더운 낮에 잠을 자기 때문에 몸을 식히기 위한 땀샘이 발달하지 않았다. 그러므로 대부분 살갗으로 땀을 흘리는 것이 아니라 혀를 통해서 땀을 흘린다.

반면 소, 말, 사슴 등과 같은 초식동물들은 낮 동안 먹이를 찾아 헤매니 몸을 식히기 위해 살갗을 통해서 발한작용을 한다. 육식동물과 초식동물을 가장 뚜렷이 구분 짓는 것은 아마도 치아구조일 것이다. 날카로운 발톱과 이빨로 사냥 대상을 잡아 죽여야 하는 육식동물들은 강한 턱과 함께 뾰족하고 강한 송곳니가 발달되어 있어야 한다. 육식동물은 초식동물처럼 어금니가 없다. 이들은 씹을 필요가 없고, 전혀 씹지 않고 삼켜서 위와 내장에서 소화를 시킨다."라고 하였습니다.

초식동물은 꺼칠꺼칠한 풀잎이나 식물을 먹고 살기 때문에 침 안에 있는 소화효소를 활발히 분비시켜 골고루 섞이도록 잘 씹고 부숴야 합니다. 이를 위해 대부분의 초식동물들은 24개의 어금니를 가지고 상하, 좌우운동을 합니다. 그러나 육식동물은 단지 상하운동만을 하고, 초식동물은 육식동물처럼 날카로운 발톱도 없습니다.

초식동물은 빨리 부패하는 음식을 먹지 않으므로 소화기관이 상당히 깁니다. 육식동물은 포화지방산과 지방을 처리할 수 있는 아주 많은 능력을 가졌으나, 초식동물은 그러한 진화를 하지 않았습니다. 매일 200g의 고기를 먹인 토끼가 두 달이 지나자 동맥경화증에 걸린 실험례가 있습니다. 초식동물은 동물 시체를 먹을수록 병에 많이 걸리게 되는 것입니다.

인류와 같은 공통의 조상들은 주로 과일을 먹었습니다. 주식은 과일과 견과류로 그들의 피부는 온통 땀샘으로 이루어져 있으며, 음식물을 씹기 위한 어금니도 잘 발달되어 있었습니다.

침샘은 알칼리성이며, 초식동물에게만 분비되는 소화효소가 침 속에 있었습니다. 내장은 과일과 채소를 천천히 소화시키기 위해 복잡하게 얽혀 있고, 그 길이는 몸의 12배에서 14배까지 됩니다.

지금 우리 인간은 과일을 주식으로 하는 동물에 가장 가깝다고 볼 수 있습니다. 인간의 소화기관, 턱의 구조, 신체구조는 초식동물과 비슷하고, 육식동물과 가장 거리가 멉니다. 인간의 소화계는 몸 길이의 12배이며, 또한 다른 초식동물처럼 물을 들이켜 마시며, 턱의 구조는 육식이 아닌 채식에 알맞도록 이루어져 있습니다.

이렇듯 인간은 생리적으로 육식동물과는 명백히 다른 구조를 가지고 있습니다.

인간의 소화기관은 과일류, 견과류, 곡물류, 채소류를 먹으면서 수만 년 동안 진화해 왔음을 증명합니다. 더욱이 본능적인 측면을 보더라도 채식성임을 알 수 있습니다.

지금 현대의 사람들은 스스로 동물을 죽여 잡아먹어야 한다면 대부분 진저리를 칠 것이고, 동물 시체 먹기를 거부할 것입니다. 인간은 육식동물처럼 날고기를 먹지 못하므로 대신 끓이고, 굽고, 튀기고 갖은 양념을 쳐서 원래의 모양을 변형시켜서 먹습니다. 이것은 원래의 동물 모습을 우리의 식탁에서는 찾아보기 어렵게 만들어 놓는 것입니다.

진화론으로 유명한 '다윈'을 포함한 대부분의 과학자들도 원시시대에 인간들은 채소와 과일을 주식으로 하였으며, 현재의 인체구조는 채식에 가장 적합하다고 말합니다. 동물도 단지 20%만이 육식을 하며, 침팬지 같은 영장류는 채식을 합니다.

창세기 1장 29절에서도 하나님께서 원래 사람이 채식을 하도록 지으셨다는 구절을 발견할 수가 있습니다. 소에게 죽은 양고기 등의 사료를 먹이자 광우병이 발생하고 있습니다.

아무도 휘발유차에 경유나 등유 혹은 LPG를 넣지 않습니다. 마찬가지로 채식을 하게 만들어진 몸에 고기를 자꾸 넣으면 여러 질병이 생기는 것은 당연하지 않겠습니까? 소가 당연히 풀을 먹어야 하는 것처럼 사람도 채식을 하여야 하는 것입니다.

# 육류는 언제부터 먹기 시작했을까?

노아 홍수 이후에 사람들은 주로 육식을 하였다. 창조주께서는 사람의 행로가 부패하여, 자기를 지으신 창조주께 대하여 오만하게 자신을 높이려 하며 마음대로 하고 싶어하는 것을 보시고, 생명이 긴 인류에게 동물성 식품을 먹도록 허락하시어 죄악생애를 단축케 하였다.

홍수 이후, 인류는 체격이 작아지고 수명이 급격히 감소되기 시작하였다. 죽은 동물의 고기를 먹는 것은 육체적 체질은 물론이요, 도덕성을 저하시키는 영향을 끼친다. 좋지 못한 건강의 원인을 추적해보면 분명히 육식의 결과가 드러날 것이다.

고기를 먹으면 암, 종양, 폐질환 등이 생기게 된다. 도살장에 끌려나오는 짐승은 본능적으로 사나워지고 미치는데, 이런 고기를 먹으면 경련, 졸도, 통증, 급사의 원인이 된다. 고통스러워하는 짐승의 피는 곧 독이다.

-좋은 음식 올바른 식사 P 448. 엘렌 G. 화잇 著(시조사)

〈고기를 먹기 전과 먹은 후의 평균수명〉

| 노아홍수 전 | | 노아홍수 후 | |
|---|---|---|---|
| 아담 | 930세 | 셈 | 600세 |
| 셋 | 912 | 아르밧사 | 438 |
| 에노스 | 905 | 셀라 | 433 |
| 게난 | 910 | 에벨 | 464 |
| 마하날렐 | 895 | 벨렉 | 239 |
| 야렛 | 962 | 르우 | 230 |
| 에녹 | 승천 | 스룩 | 148 |
| 므드셀라 | 969 | 나홀 | 205 |
| 라맥 | 777 | 데라 | 175 |
| 노아 | 950 | 아브라함 | 317 |
| 평균 | 912세 | 평균 | 325세 |

- 뉴스타트 식이요법, 송숙자(삼영사) -

## 〈육식동물과 초식동물의 생리적 특성〉

| 구분 | 육식동물 | 초식동물 및 인간 |
|---|---|---|
| 피부 | 밤에 사냥, 땀샘이 없어 혀로 발산. 가죽이나 털로 덮여 있다. | 낮에 활동, 땀샘 많아 피부호흡. 피부가 얇고 맑다→진화될수록 투명. |
| 치아 | 사냥과 육식을 위해 송곳니 발달. 음식을 갈 수 있는 어금니가 미발달. | 송곳니가 퇴화(채식에 적합). 곡채식에 적합한 어금니가 발달. |
| 식욕 | 살아있는 동물을 보고 식욕을 느낌. | 탐스럽고 싱싱한 야채나 과일을 보고 식욕을 느낌. |
| 위산 | 동물근육이나 고기를 소화하기 위한 강한 염산 배출. 포화지방이나 콜레스테롤 처리를 잘 함. | 육식동물의 20분의 1 정도의 위산 분비. 포화지방, 콜레스테롤의 처리가 미숙. 심하면 혈관이 막힘. 동물사료를 먹은 소가 광우병을 일으킴은 자연의 이치를 역행한 결과. |
| 침샘 | 작은 침샘이 있고 프티알린 등 효소 미분비. | 침샘이 잘 발달하였고, 곡물 소화에 적합한 프티알린 효소를 분비함. |
| 내장 | 급속히 부패하는 고기와 노폐물의 배출을 위해 내장의 길이가 몸길이의 3배로 짧고 매끄러운 연통형 창자. | 서서히 곡채식의 영양을 흡수키 위해 내장길이가 몸의 12배이며 주름이 많고 깊이 잡혀있다. |
| 성질 | 공격적, 급함, 포악, 순간적 힘, 게으름 | 온순, 지구력, 평화적, 인내력, 저력, 활기, 근면 →보다 진화된 의식의 소유(인간) |
| 손발 | 사냥을 위해 손발톱이 갈고리형. | 손발의 발달로 지능이 우수(인간) |
| 형태 | 팔다리 근육의 순간적 힘이 강함. | 인간은 높은 이상향과 곡채식으로 직립. |
| 예 | 치타, 사자, 호랑이, 늑대, 표범. 초식동물에 비해 힘이 세거나 덩치가 크지 않다. | 코끼리, 말, 기린, 하마, 소, 코뿔소 등. 힘이 세고 빠르며, 덩치도 크다. 평화적이고 부드럽다. |
| 수명 | 호랑이(25), 사자(20), 늑대(15), 표범(25), 치타(16) | 코끼리(60~70), 하마(40), 소(30), 말(20~30), 코뿔소(50), 기린(20) |

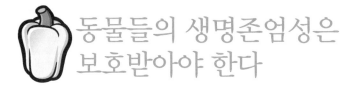

# 동물들의 생명존엄성은 보호받아야 한다

2008년을 뒤흔든 미국산 수입 쇠고기 파동, 수십 만의 사람들이 거리로 나와 촛불시위에 동참했습니다. 이러한 현실을 보면서 채식주의자의 한 사람으로서 안타까운 마음을 금할 길이 없었습니다. 어쩌면 현대인들은 정신적인 광우병에 걸려있는 사람들이 말할 수 없이 많다고 느껴지는 것은 필자의 잘못된 생각일까요?

어느 동물보호단체가 찍은 동영상을 보고, 마음 여린 중학생이 올린 글을 본 적이 있습니다. 그 학생은 동물에 관심이 많아서 인터넷 검색을 하던 중 소를 도축하는 영상을 보게 되었는데, 그 광경이 얼마나 잔인하던지 며칠 내내 소름이 끼쳤다고 했습니다. 덩치 큰 소를 더 큰 통에 넣어서 돌린 후, 목에 칼질을 하자 피가 엄청나게 쏟아져 나왔고 소가 아파서 구르고 우는 그 장면이 너무나 무서웠다고 합니다.

소도 인간과 같은 생명체인데, 그 도축장 사람들은 어떻게 그렇게 아무렇지 않을 수가 있을까요?

사람이 주는 밥을 먹이고 키우다가 사람의 손으로 죽이다니, 소의 운명은 다 그런 것인가요? 소의 목에서 피가 뿜어져 나오고, 이상하게 긴 창자 같은 게 삐져나오는 장면이 너무나 생생하여 꿈에 나올까 두렵다는 내용이었습니다.

소들이나 그밖의 동물들이 우리 식탁에 오르기까지 어떻게 사육되고 도축되는지 알고 있는 사람은 드뭅니다. 끔찍하고 비참한 도축에 대해서는 생각지 못하고 고기를 맛있게 먹는 사람이 대부분일 것입니다.

베스킨라빈스 상속자 존 로빈그가 쓴 책 〈음식혁명〉에 보면 다음과 같은 내용이 있습니다.

살펴보면 "소들은 배설물과 숱한 오물을 몸에 붙이고 살 수밖에 없을 정도로 불결한 큰 사육장에서 사육된다. 이런 소들이 도축장에 옮겨지면 근로자들은 시간당 330여 마리를 죽여 내장을 꺼내고, 가죽을 벗기며 몸통을 자른다. 때로는 산 채로 가죽이 벗겨지는 끔찍한 경우도 있다. 그런데 절개하는 과정에서 실수가 나오면 창자에 구멍이 뚫리면서 배설물이 쏟아진다. 잘려진 몸통은 냉탕에 던져지고 그 물은 배설물탕이 된다. 그 오염된 고기 덩어리는 잘게 잘려 햄버거나 그밖의 가공식품으로 만들어지기도 한다."라고.

생각만 해도 끔찍한 일입니다. 옛날에는 길거리에서 짐승을 목매

달아 죽이기도 했지만, 요즘은 높은 담을 쌓아 그런 광경을 보이지 않게 만들었을 뿐입니다. 그리하여 현대인들은 우리가 먹는 짐승들도 한때는 생명체였다는 것을 잊어버린 채 육식을 즐기고 있는 것입니다.

매년 130억 마리의 동물들이 도살되고 있습니다. 그러므로 채식은 다른 생명의 고통을 줄이는 비폭력과 평화의 식사입니다.

세계적인 인도주의자인 톨스토이와 간디, 슈바이처 박사, 아인슈타인 박사는 모두 채식주의자였고, 인류에 대한 사랑과 함께 모든 생명에 대한 존중과 비폭력을 권유했습니다.

동물은 인간과 거의 같은 신경체계를 가지며, 동일한 고통과 두려움을 느낍니다. 인간이 살아가기 위해 어쩔 수 없이 동물을 먹어야 할 필요가 없다는 사실이 밝혀진 오늘날, 동물을 거세하고 항생제까지 먹여 좁은 공간에서 키운 후 도살해 먹는 것은 비인도적 행위라고 볼 수밖에는 없을 것입니다.

그렇다면 식물도 고통을 느끼는데, 왜 먹느냐고 반문하실 분들이 있을 것입니다. 아직까지 식물이 고통을 느낄 수 있다는 것은 입증되지 않았지만, 설사 그렇다고 하더라도 상대적으로 지구에 도움이 되는 방법은 여전히 채식입니다. 더욱이 육식인들은 고기를 먹기 위해 채식인들에 비해 식물의 터전을 최소한 10배 이상 파괴하고 있습니다.

현대 축산업의 경우 고기가 되기 위해 길러지는 동물들이 처한 현실은 굳이 동물애호가가 아니더라도 치를 떨게 하기에 충분합니다. 닭, 돼지, 소 모두 제 몸 하나 가누기 어려운 공간에 갇혀, 빛을 보지 못한 채 길러지고 있습니다. 이 때문에 스트레스를 받는 동물들이 서로 죽이는 것을 최소화하기 위해 닭 부리 자르기, 돼지 꼬리 자르기 등이 시행되고 있습니다.

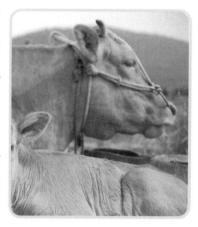

그 외 더 싼 고기나 더 많은 새끼를 빨리 낳게 하기 위해 각종 약품을 먹이게 되고, 알을 못 낳는 불필요한 수컷 병아리는 태어나자마자 질식사 당하고 있으며, 최고급 송아지 고기를 위해 어린 송아지를 거세하거나 부드러운 꽃등심을 위해 쇠사슬로 소를 매달아 묶기도 합니다.

철망에 걸린다는 이유로 발톱이 잘리고, 철분 등 일부 영양섭취를 강제로 제한하기도 합니다. 이렇게 길러지는 동물들 대다수가 그 혹독한 환경으로 인해 죽음이 되기 전에는 병들어 있게 됩니다. 동물들이 받는 스트레스는 사라지지 않으며 이렇게 길러진 고기에는 엄청난 독소를 포함하고 있는 것입니다.

몸부림치면서 죽어가는 동물들의 몸속에는 막대한 양의 독소 호르몬이 분비됩니다. 이 동물에게서 분비된 호르몬은 핏줄을 타고서 몸 전체로 퍼지는데, 사람들은 이러한 고기를 먹게 되고 우리 몸으로 고스란히 흡수됩니다. 동물의 몸속에 퍼진 다량의 독성물질은 인간의 몸에 들어가서 인간의 세포를 교란시키고, 마음을 흥분시키게 되는 것입니다.

미국의 한 영양학회 보고서에 의하면 "동물의 시체에는 유독한 피와 노폐물이 꽉 차 있다."라고 하였습니다.

"우리 자신이 곧 살해당하는 짐승들의 살아있는 무덤이거늘, 우리가 어떻게 이 지구상에서 어떤 이상적인 상태를 기대할 수 있겠는가?" 라고 조지 버나드 쇼는 말했습니다.

맛있게 구워지는 고기 속에는 동물들의 고통과 독소, 건강 손실이 함께 들어있다는 것을 우리는 깨닫지 못하고 있습니다. 고기가 구워지며 지글거리는 소리를 듣느라, 굶주린 몇 백만 인구의 아우성을 듣지 못하고 있으며, 나아가 독극물들이 먹이사슬에 축적되어 우리 자손들과 지구를 중독시키고 있다는 사실 또한 보지 못하고 있습니다.

육식으로 인한 부작용은 아주 많지만 한 가지 놓칠 수 없는 것이 바로 유럽 전역을 떠들썩하게 만들고 있는 광우병입니다.

광우병 파동은 1986년 영국에서 이상한 소들이 발견되면서 시작되었습니다. 처음엔 소들의 체중이 감소하며 안절부절못하다가 급기야는 제대로 서지도 못하고 부르르 떨다가 주저앉아 죽게 되는 병입니다.

　인간의 두뇌에 구멍이 숭숭 뚫려 정신을 돌게 하며 죽이는 광우병은 원래가 초식동물인 소의 고기와 뼈를 다시 소에게 먹이고 또 그런 소의 고기를 인간이 먹어서 생겨난 것입니다.

　"광우병은 신(神)이 쇠고기를 먹는 인간에게 내린 경고"라는 한 힌두교도의 말처럼, 과도한 육식은 우리에게 각종 질병과 생태학적 피해를 가져다주고 있습니다. 21세기 첨단의학시대를 살아가는 현대인에게 광우병 파동은 새로운 메시지를 전해주고 있습니다. 그것은 생태계 파괴에 대한 자연의 준엄한 심판이요, 지구의 같은 형제를 죽인 것에 대한 경고 메시지라는 것입니다.

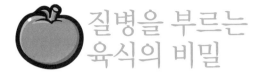

# 질병을 부르는 육식의 비밀

　수많은 병명과 증상이 있으나 질병의 원인은 기혈의 부조화로 볼 수 있습니다. 공기와 물, 토지 등의 환경이 오염되어 있으면 동, 식물이 병들게 되는 것은 당연한 결과입니다.

　우리의 인체도 동일합니다. 마음상태에 따라 호르몬의 분비가 달라지고, 음식의 질과 양에 따라 세포의 상태도 달라지게 됩니다. 우리의 세포는 6개월이면 새옷으로 갈아입는데, 그 옷감은 우리가 먹는 음식과 마음씀씀이에 의해 결정이 됩니다. 마음은 세포의 정신을 이루고, 음식은 세포의 형체를 이루니, 마음의 올바른 사용과 청결한 음식이야말로 올바른 세포를 갖게 하는 것입니다.

　식물은 빛과 물, 에너지의 합성체로서 인체에 노폐물을 남기지도 않으며, 높은 파동의 영역으로 우리의 의식을 향상시켜 주는 것입니다. 수많은 성인들과 과학자, 발명가 등도 채식을 실천함으로써 맑은 정신을 소유하여 뛰어난 업적을 남겼던 것입니다. 인간의 질병은 기혈의 변조라고 했습니다.

우리 심신의 기혈은 평소의 음식과 마음에 의해 결정이 됩니다. 식물은 90%가 물이며, 우리의 혈 또한 붉은색의 영양소가 섞인 물이라고 볼 수 있습니다. 채식을 통한 기혈의 청결함은 혈류를 좋게 하고 세포를 활성화시키며, 정신을 맑게 합니다. 육식을 통한 기혈의 오염은 혈관벽을 막히게 하여 혈류흐름을 방해하며, 세포를 오염시킵니다.

그 결과 집중력 장애, 우울증, 나태함, 폭력 등의 정신질환과 당뇨, 혈압병, 아토피, 심혈관계 등의 질환을 호소하게 됩니다. 대기의 바람이 물을 끌고 다니듯이, 마음 씀씀이는 인체의 기혈을 여러 가지 상태로 변화시키거나 오염시킵니다. 성 내는 마음은 독소를 혈액으로 보내 스스로 오염된 혈액을 만들어 자신의 세포를 병들게 하는 실수를 범하고 있습니다.

옛말에 고기를 먹고는 함부로 산길을 다니면 안 된다는 얘기가 있습니다. 고기를 먹고 나면 동물의 채취가 우리의 땀샘을 통하여 발산되고, 거칠고 난폭한 파동이 우리 인체 자장에 겹치게 됩니다. 이때 맹수들은 사람에게서 느껴지는 동물의 채취와 거친 파동을 느끼고 공격하는 것입니다. 즉 사람이 아니라 동물로 착각을 하고 공격하는지도 모릅니다.

실제로 호랑이나 맹수들은 산에 버려진 애기들을 새끼처럼 키우

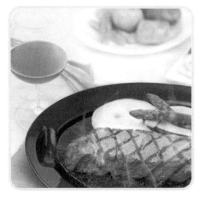

며 보호하는 일들을 우리는 기억하고 있습니다. 그리고 성인들 앞에서는 무서운 맹수들도 애완용 고양이처럼 변해버리는데, 그 이유는 성인은 사랑과 평화의 에너지로 충만해 있기 때문입니다.

동물들이 인간들을 두려워하는 것은 우리가 육식을 함으로써 우리의 몸에서 동물들의 살기, 공포심, 채취 등을 느끼기 때문입니다. 동물들은 이성이 아니라 본능적으로 느끼고 반응하는 감각이 발달해 있습니다. 자연재해가 발생하기 전 동물들이 안전한 곳으로 피신을 하는 것은 이런 느낌들이 잘 발달된 탓입니다. 인간은 육식을 함으로써 동물들이 다가오지 못하게 하고 있다는 사실을 자각하여야 합니다.

동물들은 도축될 때 극도의 공포심과 원한, 살기를 띠며 죽어갑니다. 이러한 유해성분들은 고스란히 동물의 피와 살 속에 저장됩니다. 그리고 이것을 섭취한 사람의 에너지에 중첩되어 각종 질병과 사고를 조장하는 직·간접적인 원인이 되고 있습니다.

우리가 고기의 냄새를 맡아보면 노린내가 많이 나는 것을 맡을 수 있는데, 이것 또한 동물들이 죽으면서 발생한 공포와 원한의 에너지가 노린내로 나타난 것입니다.

이 현상은 인간이 섭취하면 나쁘므로 먹지 말라는 자연의 경고 메시지와도 같습니다. 이 역겨운 냄새로 인하여 그냥은 못 먹으니 각종 향신료와 조미료로 위장을 하여 우리 식탁에 올려지는 것입니다.

식육점에 걸린 생고기를 그냥 접시에 담아 포크와 같이 주면 과연 몇 명이나 군침을 흘리며 먹을지는 의문입니다. 일식횟집에서도 우수한 숙련요리사는 생선의 피를 깨끗하게 처리하여 요리상에 내게 되는데, 생선 핏속에는 나쁜 에너지와 향이 배어 있기 때문입니다. 진짜 고수는 생선이 죽는 줄 모르게 칼질을 하여 식탁에 낸다고 하는데, 이는 죽을 때에 발생하는 독소를 최소화하기 위한 노력이었습니다.

인간은 본래 빨갛게 익은 사과와 탐스런 포도송이를 보고 군침이 돌도록 신의 안배가 되어있지, 식육점의 고기나 살아있는 동물을 보고는 군침이 돌지 않는 것입니다.

이처럼 인간은 창조될 때부터 채식을 하도록 신이 프로그램해 놓으신 것입니다. 타락된 습관과 잘못된 욕망으로 인하여 점점 육식의 골짜기로 빠져들게 된 것입니다. 이제부터라도 우리 자신들은 채식을 함으로써 고귀했던 인간의 본성을 회복하여야 합니다. 더불어 인체 기혈의 청결함은 채식의 실천과 식탁의 혁명으로부터 시작될 것입니다.

※다음은 동의대 화학과 이상명 교수님이 연구하신 사람이 섭취한 뒤 각 동·식물의 오라가 사람의 인체에 중첩되는 기간입니다.

- 무정란— 1개월
- 하루살이, 파리, 모기, 미더덕, 불가사리, 벼룩, 바퀴벌레— 3개월
- 해삼, 굴, 멍게, 멸치, 조개, 개구리, 번데기, 참새, 메뚜기, 유정란— 1년

- 고래, 소— 1년~3년
- 닭, 랍스터, 달팽이, 돼지, 새우, 꽃게— 3년
- 고등어, 도다리, 역돔, 갈치, 광어, 아구— 3년~5년
- 쥐, 까치, 칠면조, 해파리— 5년
- 까마귀, 참치, 연어, 메추리, 상어— 5~10년
- 조기, 꽁치, 고양이, 꿩, 홍어, 양, 가오리, 대구, 명태, 도마뱀, 미꾸라지, 붕어, 집오리, 오징어— 10~50년
- 북어, 사자, 아나고, 돌고래, 문어, 향어— 20년
- 바다오리, 악어, 매, 메기, 잉어, 물개, 가물치, 갈매기, 펭귄, 자라— 30년
- 곰장어, 개, 멧돼지, 캥거루— 50년
- 뱀장어, 뱀, 사슴, 노루— 70년
- 코끼리, 기린, 하마, 코뿔소, 기러기, 곰, 거위, 거북— 100년

〈식물〉
- 채소— 1~3시간
- 잡곡류— 1~2시간
- 버섯류— 1~10일 정도
- 과일류— 1시간~3일

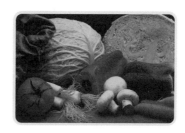

인간의 평균 수명이 늘어나고 각종 의료기구와 신약이 개발되었지만 각종 암과 성인병 환자는 증가 추세에 있습니다. 이미 우리나라 남성 셋 중의 한 명, 여성 다섯 명 중의 한 명이 일생을 살아가면서 암에 걸리는 시대가 되었습니다. 실제로 우리나라도 전체 사망자 수의 4분의 1이 암환자입니다.

특히 위암과 폐암, 유방암의 비율이 높게 차지하고 있습니다. 인체의 오장육부 중 음식을 일차적으로 받아들이는 곳이 바로 위장인데, 나쁜 음식이 들어오면 가장 먼저 손상을 당하는 첫 관문이기 때문에 위암 환자가 많은 것입니다. 이는 육식, 인스턴트, 정제식품 등 부적절한 식품의 섭취가 가장 큰 원인이 되는 것입니다.

세계 최고의 영양섭취와 의료체제를 자랑하는 미국인 절반 이상이 각종 성인병 환자이고, 미국의 10대 질병 중 심장병, 암, 뇌졸중, 당뇨병, 간경화증, 동맥경화 등의 6가지가 비자연적 식생활에서 비롯되는 병입니다. 그 외에도 육식은 대장암과 유방암, 전립선암, 폐

암, 심장마비, 저혈압, 궤양, 변비, 비만, 빈혈, 관절염, 신장병 등을 유발합니다.

이 때문에 구미 선진국들은 채식 위주의 저단백, 저지방 위주의 식단으로 변하고 있습니다. 특히 미국 농무부는 지난 1996년도에 사람에게는 동물성 식품이 필요하지 않다고 발표하기도 했습니다. 많은 사람이 '암'이라면 다른 사람의 일로 생각하지만 지금의 식생활 패턴으로 볼 때는 어느 누구도 암에 걸리지 않는다고 장담할 수가 없는 것입니다.

사람에게 병이 생겼을 때 몸 스스로가 치유하는 자연치유력을 강화하기 위해서는 정결한 음식이 절대적으로 중요합니다. 이 음식의 영향에 따라 체질이 강화되고 자연치유력이 증대돼 질병을 낫게 하기 때문입니다.

병원에서 암으로 사형선고를 받은 많은 사람이 채식을 통한 식이요법만으로도 암을 완치하고, 이후 자연식으로 바꿔 자연식 전도사가 돼 활동하는 모습을 많이 볼 수 있습니다.

현대인의 과도한 스트레스와 화병, 유방암, 전립선암, 폐암, 위암, 심혈관계질환, 당뇨, 비만, 변비 등은 오직 채식과 자연식으로만 치료할 수 있습니다. 약은 일시에 증상을 완화시켜 주지만 생활습관의 교정과 식이요법은 근원적 치료를 가능하게 해줍니다.

예를 들어 각종 암 발생 위험도의 90%는 서구식 식생활 문화로 인한 것입니다. 포화지방과 지방의 과도한 섭취가 혈관을 노쇠하게

하고 혈행의 흐름을 막아서 심장, 뇌, 생
식기의 혈액량을 감소시키는 것이므로
섬유질, 비타민, 미네랄 등이 풍부한 야
채와 과일로써 피를 맑게 유지할 수가 있
습니다.

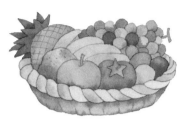

　육식은 저탄수화물, 저섬유질, 고지방, 고단백, 고열량 식사입니
다. 이런 특성 때문에 육식을 하는 사람들은 예로부터 과체중, 고혈
압, 당뇨, 심장병, 관절염, 중풍 등 각종 생활습관병에 걸릴 가능성
이 훨씬 높은 것입니다.

　그러므로 고기를 즐기는 사람들이 부딪히는 가장 큰 문제 중의
하나가 바로 질병의 문제입니다. 육류 가공업자나 제조업자들은 아
주 심한 결함만 없으면 정상적인 고기로 팔고 있습니다.

　비정상적인 환경에서 잘못된 사육과정을 통하여 자라난 대부분
의 동물들은 정상일 수 없으며, 암과 같은 종양을 앓은 동물이라 하
더라도 그 부위만 잘라내고 정상적인 고기로 판매되어 우리 식탁으
로 올라오고 있습니다. 잘라 낸 부위는 핫도그나 햄으로 사용될 것
이고, 나머지는 부위별로 팔려 나갈 것입니다. 미국의 한 도살장에
서는 암을 앓은 약 25,000마리의 소들을 정상적인 쇠고기로 판매했
다는 보도가 있었습니다.

　여기에 더하여 현대의 대량 축산업에서 길러지는 가축들은 폐쇄
되고 비좁은 환경 가운데서 몰인정한 대우를 받으면서 광우병과 조
류독감 등 각종 전염병에 시달릴 뿐만 아니라 암에도 걸려 있습니

다. 환경오염 물질이 체내에 축적되고, 항생제와 호르몬제가 투여되어 여러 질병에 걸린 채 도살되기 때문에 요즘의 고기를 먹는 것은 예전보다 더 많은 종류의 암 발생과 각종 전염병의 위험 그리고 항생제 내성을 증가시킵니다.

그러므로 대장암, 유방암, 전립선암, 임파선암 등은 육식을 많이 하는 사람에게서 더 많이 발생한다는 통계가 나와 있습니다.

과학자들은 병든 동물의 간을 물고기에게 먹여 본 결과 물고기도 같은 병에 걸린 사실을 발견했는데, 이것을 알면서도 우리는 먹고 있으니 안타까운 현실이 아닐 수 없습니다.

고기나 육류 가공식품을 먹었을 때는 우리 몸 밖으로 나가지 못하고 몸속에서 부패가 됩니다. 고기는 특별한 분해 효소나 우리 몸의 췌장이라는 장기에서 만들어지는 효소가 아니고서는 빠져나갈 수 없기 때문입니다. 고기 단백질을 빠져나가게 하려면 우리 몸속에 반드시 질소 화합물이 발생하는데, 이것이 바로 질병을 일으키는 독이 된다는 사실을 알아야 합니다.

또한 고기는 피를 탁하게 만들고 몸을 지치게 합니다. 그것은 고기는 아주 빨리 부패하기 때문에 몸 안에 오랫동안 머무르게 되면 피를 탁하게 만듭니다. 원래 곡물과 채식을 해야 하는 우리 인간은 육식동물과 달리 고기를 내보내는 효소가 없기 때문에, 고기를 먹을 경우 장내에 이상 현상이 나타나게 됩니다. 고기의 소화기능은 우리와 서양인을 비교했을 때도 차이점이 있습니다. 서양인은 우리와 달리 위의 크기도 작고 장의 길이도 짧으며 소화효소도 육식에 맞게 되어있습니다. 그런데 우리가 서양 사람과 같이 고기를 먹게 되면 대장 안에 머무르는 시간이 길어지게 됩니다. 그렇게 되면 고기를 잘게 부순 후 분해하는 과정에서 독소가 발생하여 지방질이 장내에 과다 축적됩니다. 그 결과 직장암 등의 암이 많이 생기게 되는 것입니다.

육식이 건강에 치명적인 영향을 미치는 중요한 이유는 가축을 기르는 방법과 고기를 만드는 과정에서 아주 많은 화학물이 쌓이기 때문입니다.

소나 돼지는 살충제와 항생제가 들어있는 사료를 먹고 자라며, 병에 걸리면 항생제를 맞으며 자라납니다. 닭도 마찬가지입니다. 몸을 움직이기조차 힘든 좁은 닭장 안에서 하루종일 환하게 불을 밝혀놓고 닭을 기릅니다.

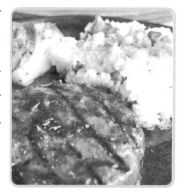

닭이 먹는 사료에는 각종 항생제, 방부제, 성장호르몬, 착색제가 들어있습니다. 계란은 노른자의 색을 진하게 하기 위해서 사료에 착색제를 쓰는 경우도 있습니다. 이런 모든 유해물질이 소나 돼지, 닭의 피에 농축되고 살에 저장되어 우리 몸으로 전달됩니다.

고기를 가공하는데 사용하는 화학물질 또한 심각한 문제가 됩니다. 현재 육류 가공의 용도로 사용하도록 인가된 화학물질은 약

2,700여 종이나 된다고 합니다. 수입 쇠고기는 최소한 6개월 이전에 죽은 거라고 생각하면 되는데, 6개월 전에 죽은 쇠고기가 지금 막 잡은 것 같은 색깔을 내는 것은 화학 첨가물이 들어가 있기 때문입니다. 이 물질은 우리 몸에 들어와 질소화합물과 결합하면 발암물질로 변하게 됩니다.

햄과 소시지에도 암을 일으키는 질산염과 아질산염이 들어갑니다. 돼지고기는 부패를 만드는 열을 내면서 이런 질소 화합물이 결합되어 이상 물질이 만들어지는데 이것은 다름 아닌 '발암물질'이 됩니다. 그 이상 물질은 아주 적은 양으로도 암을 유발시키는 데, 쥐를 대상으로 실험한 결과 거의 모든 종류의 암을 유발시키는 것으로 밝혀졌습니다.

우리가 동물성 고기를 많이 섭취하면 이것들을 분해하는 과정에서 요산, 유산, 인산, 초산, 염산 등의 아주 나쁜 물질이 생긴다고 합니다. 이들 나쁜 물질로 인해 피가 탁하게 되면 우리 몸의 면역성이 떨어지고, 세균에 대한 저항력이 심각하게 약해집니다.

고기를 먹으면 독성 물질의 하나인 요산이 생기게 되는데, 사람의 몸에는 이 요산을 빼내는 효소가 없기 때문에 대신 뼈에서 칼슘을 가져와서 독성을 제거하게 됩니다.

그런데 이렇게 뼈에서 칼슘이 빠져나가게 되면 골다공증에 걸리기 쉽고, 치아 손상이 빨리 일어나게 됩니다. 유제품을 가장 많이 소비하는 나라는 핀란드, 스웨덴, 미국, 영국 순입니다. 그런데 골다공증이 가장 많이 발생하는 나라가 핀란드, 스웨덴, 미국, 영국 순이라는 놀라운 사실은 위 내용을 증명하고 있습니다.

또한 요산을 빼내기 위해 만들어진 칼슘과 요산 결정체들이 체내 곳곳에 정체되면 통풍, 관절염, 류마티스, 동맥경화증, 부종, 요통, 백내장, 담석증 등의 질병이 오기 쉽고 피부가 빨리 늙는 현상이 나타납니다.

육식을 많이 먹으면 쉽게 흥분되고 머리가 무거워지는 느낌을 받는데, 이것은 고기에 포함된 흥분성 물질이 흡수되거나 고기의 단백질이 분해되어 독소가 생겨났기 때문입니다.

배설기능을 관장하는 신장은 알칼리성 조건 하에서 활발하게 운동하는 장기이므로 육식에 의해 피가 산성화되면 현저한 신장의 기능 저하를 가져오게 됩니다.

핏속에 쌓이는 이상 노폐물은 점막을 자극하여 비정상적인 점액 분비를 불러일으키거나, 조직세포에 염증 또는 신체조직의 일부가 기능을 잃게 됩니다.  동물성 포화지방이 혈액 중에서 침전되어 혈관벽에 붙으면 혈액의 통로가 좁아지고 혈액이 흐르지 못하게 되어 동맥경화증, 고혈압, 중풍, 뇌혈전, 협심증 등을 유발합니다.

육식 위주의 식생활은 많은 종류의 암을 유발하는데 그중 가장 주목할 만한 것은 결장암, 유방암, 자궁암, 난소암, 전립선암, 폐암 등입니다.

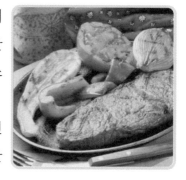

고기를 숯불에 구우면 기름이 타면서 발암성 물질이 생성되는데, 고기 한

근을 구워 먹으면 담배 400개비를 피운 것과 같다고 합니다. 육류에는 장의 운동을 원활하게 하는 필수적인 섬유질이 없기 때문에 변비를 유발하고 장내 부패를 일으킬 수 있습니다. 이것은 다 열거를 할 수 없을 만큼 만병의 원인이 되고 있습니다.

그리고 세균에도 쉽게 감염됩니다. 동물이 죽으면 즉시 부패균의 증식이 시작되는데, 1g의 육류 속에는 3,000만에서 1억 이상의 세균이 있습니다. 동물은 인간보다 11배나 강한 위산을 분비하기 때문에 이런 세균의 해를 입지 않습니다.

또 우리나라 사람에 비해 서양인들에게서 대머리가 5배 이상 많은 것은 유전적인 요인도 있겠지만, 식생활 습관의 차이와도 어느 정도 연관이 있는 것 같습니다.

채식을 주로 하던 고려시대나 조선시대에는 대머리 유전자를 가졌다 해도 대머리가 별로 없었으나, 최근 우리나라 음식이 서구화되면서 대머리 빈도가 증가하는 추세를 주목할 필요가 있습니다.

모세혈관을 통한 영양 공급이 원활해야만 머리카락이 제대로 자라므로 균형 잡힌 식생활이 매우 중요하다고 볼 수 있습니다. 특히 해조류와 녹황색 채소를 많이 먹어 비타민과 미네랄, 아미노산 등의 영양소를 골고루 섭취하는 것이 좋습니다.

많은 사람들은 정신적으로나 육체적으로 힘든 일을 할 때는 고기를 먹어야 힘이 나는 것으로 생각한다. 이는 착각이요, 오해일 뿐이다.

인체는 고기를 먹지 않고도 더욱 건강하고 복잡하고 섬세한 일들을 해결할 수 있으며, 근육노동에도 더 큰 힘을 쓸 수가 있다.

곡식과 채소와 견과류와 과일들은 인체에 필요한 온갖 영양소들을 갖추고 있으며, 피를 깨끗하게 보존한다.

– 좋은 음식 올바른 식사 P 448. 엘렌 G. 화잇 著(시조사)

## ✳ 환자의 마음 상태가 치료율에 어떤 영향을 끼칠까요?

환자는 대부분 신경이 예민하고 나약해져 있습니다. 그러므로 작은 일이나 행동에도 쉽게 상처받기 쉬우며 스스로 자책하게 됩니다.

수많은 사람 중 본인이 그런 병에 걸렸다는 것에 자책하고, 시간이 오래 경과되면 소극적, 내성적, 대인기피증으로 변해갑니다. 그리고 자제력을 잃어 감정을 조절하지 못하며, 말이나 행동을 한 후 후회를 하기도 합니다. 환자들은 마른 논밭처럼 사랑과 관심, 영양이 극도로 부족해 있는 상태입니다. 사랑과 관심은 어둠 속에 있는 그들을 밝은 창가로 인도하여, 치유의 햇살을 받게 해주는 것과 같습니다. 사랑과 관심의 불씨가 치유의지를 불러일으키고, 사랑의 따뜻함과 밝음이 어두운 마음의 커튼을 열게 해 줍니다.

이때 중요한 것이 환자 스스로의 대의명분입니다. 나는 왜 질병에서 해방되어야 하는가? 나는 왜 건강해져야만 하는가? 이런 분명한 대의명분을 생각해 보아야 합니다.

'세상에 봉사하기 위해! 이루지 못했던 내 꿈을 실현하기 위해! 자식이 훌륭한 사람이 되는 것을 지켜보기 위해! 자전거를 타며 여

행을 하기 위해서 나는 건강해지고, 살아야 한다!'

분명한 대의명분은 우리의 자연치유력에게 강력한 지도력과 힘을 부여하게 하여, 건강한 나라로 이끌어 줍니다. 자연식사, 생채식으로 건강관리를 하면서 운동과 취미생활을 병행해 나간다면 스스로의 자연치유력에 질병은 물러가게 됩니다.

질병은 약이나 수술이 아니라 스스로의 자연 치유력이 고친다는 것을 명심해야 합니다. 약이나 식이요법은 자연치유력을 극대화시켜주는 보조요원이며, 내 안의 자연치유력이 최고의 의사이고 첨단 의료기기인 것입니다.

# 채식은
# 건강식이고 영양식이다!

1988년 3월 미국 영양협회는 "잘 짜여진 채식이야말로 건강식이
며 영양식이라는 것이 미국 영양협회의 견해이다." 라고 발표한 바
있습니다.

채식은 고섬유질, 저지방식일 뿐 아니라 고기에는 없는 베타카로
틴, 비타민 C, E, 파이토케미칼 등 각종 항산화물질이 듬뿍 들어 있
습니다. 그러므로 활성산소가 적게 생성되고, 이미 생긴 활성산소가
세포를 파괴하는 것을 막아주는 작용을 합니다.

이런 항산화물질은 생활습관병 및 그 합병증의 예방은 물론 암의
예방과 치료에도 필수적인 것입니다.

또한 채식은 면역계를 강화시켜서 암과 더 잘 싸울 수 있게 해 줍
니다. 실제로 병원에서 쓰는 항암제 중에서도 식물 추출물이 많이
있습니다만, 동물에서 추출한 항암제는 거의 없습니다. 보완의학계
에서도 모두 식물 자체나 그 가공품을 많이 이용하지만 동물성은 거

의 이용하지 않습니다. 기적적으로 암을 완치한 사람들의 체험수기에서도 육식을 했기 때문이라는 증언은 찾아볼 수 없으며, 대부분 자연식과 긍정적 마음자세를 가졌다고 말하고 있습니다.

대두의 단백질 함량은 41.8%, 브로콜리는 45%이지만 쇠고기의 단백질은 19.8%에 불과합니다. 그런데도 왜 우리는 식물에서 풍부한 영양을 섭취하지 않을까요?

세계 채식 전문가들은 "쌀과 콩, 채소 두세 가지를 먹으면 인간의 삶에 필요한 모든 영양소를 얻을 수 있다."고 말하고 있습니다. 이런 채식을 통해 인간은 하루에 필요한 탄수화물, 단백질, 지질, 비타민, 각종 미네랄을 얻을 수 있습니다. 또한 인체의 면역을 증강시키고 항산화제로 작용하여 노화를 억제하고 생활에 활력을 주는 수백 가지의 식물 내재 영양소를 얻을 수 있다고 말합니다.

요즘은 더 이상 "채식에는 지방이 적지 않을까요?"하고 묻는 사람은 거의 없습니다. 국민들의 영양상식이 높아짐에 따라 이제 "기름진 것은 건강에 해롭다." 정도는 상식으로 통하기 때문입니다.

하지만 아직도 '단백질 섭취는 많으면 많을수록 좋다.' 라고 생각하면서 육식으로 단백질을 더 섭취하겠다는 사람들이 많습니다. 결론적으로 말해 단백질은 적당량 필요한 것이지 과량을 섭취하면 콩팥과 간에 부담을 주어 각종 대사질환을 유발시키게 됩니다.

또 같은 단백질이라도 고기의 단백질과 식물성 단백질은 아미노산 구성이 다릅니다. 동물성 단백질에 많이 들어있는 아미노산들은 암세포가 좋아하는 반면 면역세포는 싫어하는 구조를 가지고 있다고 암치유 연구가들은 말하고 있습니다.

우리나라의 영양문제는 영양과다와 영양편중이지, 영양부족은 분명 아닙니다. 따라서 단백질 과다 섭취를 조장하는 광고들은 절제되어야 할 사항입니다.

고기를 많이 먹던 사람이 완전 채식을 시작하면 처음 몇 주간은 힘이 없는 듯한 느낌이 듭니다. 이는 대개 심리적인 영향이며, 시간이 지나면서 점차 적응이 되어갑니다.

체중이 2~3kg 줄어들더라도 감소 추세가 지속되는 것은 아니므로 염려하지 않아도 됩니다.

여러 암환자들이 "항암제를 맞으려면 뭐든 잘 먹어야 하지 않겠는가?"라고 이야기하고 있습니다만, 정말로 잘 먹는 법은 입맛대로 고기를 먹는 것이 아니고, 몸의 필요에 따라 채식을 하는 것입니다.

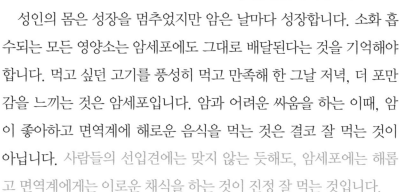

성인의 몸은 성장을 멈추었지만 암은 날마다 성장합니다. 소화 흡수되는 모든 영양소는 암세포에도 그대로 배달된다는 것을 기억해야 합니다. 먹고 싶던 고기를 풍성히 먹고 만족해 한 그날 저녁, 더 포만감을 느끼는 것은 암세포입니다. 암과 어려운 싸움을 하는 이때, 암이 좋아하고 면역계에 해로운 음식을 먹는 것은 결코 잘 먹는 것이 아닙니다. 사람들의 선입견에는 맞지 않는 듯해도, 암세포에는 해롭고 면역계에게는 이로운 채식을 하는 것이 진정 잘 먹는 것입니다.

채식을 하면 체력이 달리거나 몸이 허할까봐 걱정하는 사람들이 있는데, 이것 또한 기우에 불과합니다. 세계적인 운동선수들도 채식으로 건강과 체력을 유지하고 있습니다.

칼 루이스와 미국 태권도계의 아버지 이준구씨, 복싱 챔피언 모하메드 알리, 테니스계의 황제 나브라틸로바, 보디빌더였던 아놀드 슈왈츠 제네거 등이 채식 스포츠 스타들입니다. 코끼리, 코뿔소, 소, 말, 기린 등 지구상에서 가장 튼튼한 동물들도 모두 초식동물이지 않은가요?

실제로 회원 수가 만여 명에 달하는 채식동호회의 한 조사에 따르면 채식인의 45% 정도는 건강을 위해 채식을 시작했다고 합니다.

채식을 하면 육식으로 인해 증가하는 질병인 대장암, 변비 등을 막을 수 있을 뿐만 아니라, 노화방지와 다이어트에도 그 효과가 탁월하다는 사실은 이제 상식으로 통합니다.

한편 환경을 생각해서 채식을 하는 사람들도 있습니다. 세계적으로 매년 우리나라 넓이의 숲이 식용가축을 기르는 방목지로 변모하기 때문입니다. 또한 동물애호가들은 육류를 동물시체라 칭하고 육류를 먹는 사람을 야만인 취급하며 채식을 주장하기도 합니다. 작년 4월 미국 캘리포니아에서 열린 '채식 영양에 대한 국제회의'에서 집약된 채식의 장점을 크게 네 가지로 말한 바 있습니다.

채식은 ▷당뇨병 환자가 신장 및 신경 기능을 유지하는 데 도움이 되고 ▷노화에 따른 두뇌 기능의 감퇴를 늦추며 ▷노인의 사망률과 약 사용 횟수를 줄일 뿐만 아니라 ▷몸에 좋은 지방을 섭취하는

데 도움이 된다는 것입니다.

물론 단점도 발표됐습니다. 채식을 하면 심장질환 예방과 뇌 발달에 필수적인 오메가 3 지방산을 보충할 기회가 적어지고, 저단백질 식사는 칼슘 흡수를 방해해 뼈 건강을 위협할 수 있다고 보도했으니 적절한 식단을 구성하여 영양섭취를 잘 하여야 하겠습니다.

그러나 "채식에는 철분, 아연 등 무기질을 충분히 섭취할 수 없어서 빈혈 등에 걸린다."는 생각은 잘못된 판단입니다. 이 논리는 앞선 오해와 달리 관점에 따라 그렇게 볼 수도 있지만, 사실은 채식이냐 육식이냐를 떠나서 건강한 식생활을 영위하지 못한 사람이라면 누구든지 문제가 될 수 있는 것입니다.

그럼에도 불구하고 마치 채식하는 사람들에게만 발생하는 문제인 것처럼 잘못 알려져 있습니다. 정제하지 않은 현미, 통밀, 통보리를 주식으로 제철 야채와 과일, 참깨와 해조류 등 소박한 밥상으로 균형을 맞춘다면 모든 영양소를 충분히, 최상의 균형으로 섭취할 수 있습니다.

철분의 경우에도 100g당 쇠고기 4.8mg, 멸치 2.9mg, 달걀 1.8mg, 우유 0.1mg인데 비해, 참깨는 10g만 먹어도 1.9mg, 김은 5장을 먹으면 종류에 따라 1.7~7.2mg을 섭취할 수 있습니다.

올바른 채식을 하는 사람들 중에 빈혈환자는 거의 없는데 비해, 상대적으로 일반인들 중에 빈혈환자가 훨씬 많습니다. 아연도 100g당 쇠고기 2.8mg, 달걀 0.39mg, 우유 0.4mg에 불과한데, 미역과 김에는 5.1mg, 검정깨 7.1mg, 콩 2.7mg, 현미 2.06mg 등 곡채식에 풍부합니다.

## 〈채식과 영양소〉

| 구분 | 영양소 | 대표식품 | 섭취방법 |
|---|---|---|---|
| 곡류 | 당질, 단백질, 지질, 섬유질, 무기질, 비타민, 이소플라본, 사포닌, 피틴산, 리그난 | 현미, 밀, 수수, 조, 옥수수, 메밀, 호밀 보리, 귀리 → 가공품 | 밥, 죽, 국수, 식혜 스낵, 미숫가루, 생식 |
| 두류 | 단백질, 당질, 지질, 섬유질, 무기질, 비타민, 이소플라본, 올리고당, 피틴산, 사포닌 | 검은콩, 메주콩, 팥, 녹두, 완두콩, 강낭콩, 동부 → 가공품 | 잡곡밥, 두부, 비지 죽, 조림, 묵, 생식, 음료수(두유) 발효양념장 |
| 종실류 | 지질(불포화지방산), 단백질, 올리고당, 무기질, 비타민, 섬유질, 이소플라본, 리그난, 사포닌, 피틴산 | 참깨, 들깨, 호박씨, 해바라기씨, 검은깨 | 참기름, 들기름, 양념장, 강정, 조림, 샐러드 소스, 생식, |
| 견과류 | 지질(불포화지방산), 단백질, 무기질, 비타민, 섬유질, 리그난, 사포닌, 피틴산, 올리고당 | 호두, 잣, 밤, 은행, 아몬드, 캐슈넛 | 강정, 고명, 조림, 굽기, 생식, 샐러드 소스 |
| 야채, 해조류 | 비타민, 무기질, 섬유질, $B_{12}$, 천연 색소 | 무, 당근, 연근, 우엉, 더덕, 도라지, 배추, 쑥갓, 시금치, 미나리, 콩나물, 산나물, 숙주나물, 미역, 파래, 김, 톳, 다시마 | 생식, 즙, 무침, 김치 샐러드, 염장, 국, 냉동, 효소 |
| 과일 | 당질, 무기물, 비타민, 섬유질, $B_{12}$, 천연색소 | 수박, 참외, 사과, 배, 감, 포도, 딸기, 복숭아, 귤 | 생식, 효소, 샐러드, 음료수, 소스 |

또 유아나 어린이 청소년들의 성장, 임산부와 노인의 영양을 위해서는 반드시 육식이 필요하다는 생각도 잘못된 것입니다.

먹은 것이 그야말로 피가 되고 골격으로 변하는 성장기에는 성장을 멈춘 어른들보다 한결 더 깨끗하고 자연에 가까운 음식을 먹게 해야 합니다.

예로부터 피가 맑아야 건강하다고 했는데, 성인들에게도 해로운 동물성 고단백질, 고지방식을 어린이나 청소년, 더욱이 생명을 잉태한 임산부가 반드시 먹어야 한다는 잘못된 상식으로 육류 위주의 식사를 한다고 생각해 보십시오. 피가 끈적거려지고 그에 따라 영양을 제대로 공급받지 못한 신체가 정상적으로 발육하지 못하게 되리라는 것은 너무도 명백한 일입니다.

특히, 외국의 음식을 수입할 때에는 매우 까다로운 미국의 경우 축산업계에 공식 허가한 인공 화학물질이 143종에 이르는 데, 이 중 42종이 발암성 물질이었다고 합니다. 특히 그 중의 20종류는 태아 기형을 일으킬 가능성이 있는 것으로 밝혀졌습니다. 유제품도 임산부는 물론 성장기 아이일수록 육류 자체의 해독과 함께 환경호르몬 등으로 인한 피해는 더욱 클 수밖에 없는 것입니다.

더욱이 독성물질인 다이옥신의 함량은 생선이 최고치입니다. 그리고 유제품, 육류가 그 다음 순위에 올라 있을 정도로 심각한 실정입니다. 이런 상황에서 채식만으로도 얼마든지 충분한 영양을 공급할 수 있는데, 왜 굳이 동물성음식을 먹으면서 더 큰 위험을 감수할 필요가 있는지 안타깝지 않을 수 없습니다.

또한 인생의 겨울에 접어들어 소화력이 약해져 가는 노인들에게 가장 소화하기 힘든 동물성 음식을 먹게 하는 것은 자연의 이치에도 어긋나는 행위입니다.

얼마 전 SBS에서 방영한 "잘 먹고 잘 사는 법"에서 서울시내 청소년들의 머리카락 속에 축적된 중금속 수치가 상당히 높았다고 합니다. 그러나 채식 위주의 식사를 하는 삼육고등학교 학생은 상대적으로 중금속 축적이 훨씬 적었다는 실험이 나왔습니다.

나이가 드신 분들은 옛날 머슴의 밥그릇을 기억할 것입니다. 그들은 지금의 국그릇보다 더 크고 높은 밥그릇에 밥을 수북하게 쌓아서 김치나 간장 하나로 밥을 먹었습니다.

오늘날에도 특정 종교인이나 수많은 저개발국가 사람들은 영양소를 섭취할 수 없는 극도의 가난한 생활이 아닌 한 통밀빵, 현미와 같은 통곡식을 80% 이상 먹고, 그것도 소식하면서도 하루에 마라톤 거리만큼을 걷고, 인력거를 끌며 왕성한 체력을 자랑하고 있습니다.

이들에게 오히려 육류를 공급하면 힘을 못 쓴다고 알려져 있습니다. 또한 수많은 객관적인 실험과 통계는 채식가들이 일반인들보다 지구력이 더 좋고, 피로 회복도가 더 빠르다고 발표하고 있으며, 세계적으로 유명한 운동선수들 중에 채식가들이 많다는 것은 이를 잘 입증하고 있습니다.

## 〈섬유질 비교 식품〉

| 섬유질이 없는 식품 | 섬유질이 적은 식품 | 섬유질이 많은 식품 |
|---|---|---|
| 육류, 어패류, 흰설탕, 엿, 포도당, 꿀, 식용유, 버터, 마가린, 난류(달걀, 오리알, 메추리알), 우유 및 유제품들, 크림, 치즈, 아이스크림, 각종 음료수, 드링크제, 술 | 흰쌀을 비롯한 고도로 정제된 곡류, 떡류, 흰밀가루로 된 가공품들, 과자류, 빵류, 국수류, 묵, 감자류, 당면, 냉면, 껍질 벗긴 과일, 통조림류, 잼, 황설탕, 흑설탕 | 현미, 잡곡류, 콩류, 견과류, 종실류, 채소류, 해조류 (미역, 김, 다시마 등) 버섯류, 들나물류, 산나물류, 껍질째 먹는 과실류, 한천, 곤약(영양가 없음). |

## 〈동물의 수명 비교〉

| | 육식성(년) | 초식성(년) |
|---|---|---|
| 1 | 큰 곰 : 15–34 | 코끼리 : 60–70 |
| 2 | 표 범 : 25 | 코뿔소 : 50 |
| 3 | 호 랑 이 : 25 | 하 마 : 40 |
| 4 | 하이에나 : 24 | 소 : 30 |
| 5 | 사 자 : 20 | 말 : 20–30 |
| 6 | 자 카 르 : 16 | 바이손 : 18–22 |
| 7 | 치 타 : 16 | 코알라 : 20 |
| 8 | 늑 대 : 15 | 기 린 : 20 |
| 9 | 코 요 테 : 14 | 물 소 : 18 |
| 10 | 망 구 스 : 7–8 | 염 소 : 8–10 |

– 보육사 "표준원색도감전집"에서 발췌 –

# 채식은 우리의 빛이고
사랑의 에너지이다

인간은 영혼과 마음, 몸이 결합된 삼위일체적 존재로서 동양에서는 소우주라고 칭하기도 합니다. 인간은 신의 자녀로서 부모인 대우주의 정신을 닮는 것은 우주의 철칙입니다.

그런데 인간을 오직 육체적인 존재로만 생각하여 외형만 키우는 육식만을 중시해왔던 것입니다. 육체를 컨트롤하는 정신의 중요성은 잊고, 단백질만을 중시한 칼로리 이론만 신봉해오다가 각종 생활습관병을 유발한 것이 지금의 우리 현주소인 것입니다.

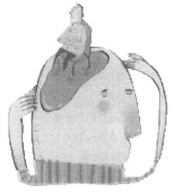

단백질과 지방은 인체의 외형을 주로 키우는 작용을 하며 비타민, 무기질, 식이섬유는 인체의 정신을 키우고 정화하는 작용을 많이 합니다.

그런데 육식은 비타민, 무기질,

식이섬유가 결핍되어 있습니다. 그 결과 두뇌와 오장육부는 에너지 부족상태가 되므로 집중력 약화, 우울증 등의 정신질환과 오장육부의 질환을 유발하게 되는 것입니다.

또한 육식은 육체적 본능을 자극하여 고귀한 정신작용을 망각하게 하니, 청소년 성범죄와도 무관하지 않은 것입니다.

우리는 삶을 살면서 여러 가지 희망을 품고 삽니다. 한마디로 말하면 행복한 삶이라고 볼 수 있는데, 그럼 행복의 조건은 무엇일까요? 10~20대는 이성교제, 우정, 꿈…등일 것이고, 30~40대는 재력, 출세, 멋진 결혼… 등, 50~60대는 건강, 자손 성공, 명예 등이라고 볼 수 있을 것입니다.

사람마다 생각과 목표는 다르지만 '자신'이 존재하지 않는다면, 다른 것은 모두 뜬구름과 같을 것입니다. 내가 있음으로 인해 모든 것이 존재하기에 심신의 건강이야말로 주춧돌과도 같은 것이라고 볼 수 있습니다. 뿌리가 있음으로 인해 나무는 하늘을 향해 자랄 수가 있고, 자동차가 있기에 운전사가 다양한 여행을 할 수가 있으니까요!

건강의 기준은 여러 가지가 있으나 영적건강이야말로 가장 중요하다고 볼 수 있습니다.

우리가 삶속에서 겪는 여러 가지 문제들… 이별, 실패, 질병, 좌절, 슬픔… 이 모든 현상 속의 이면에는 우리 영혼이 성숙하기 위한 교훈이 담겨져 있습니다.

쇠가 담금질을 통해 단련되듯이 사람은 시련을 통해 성장하며,

고통 속에서 신의 위대성과 자신의 나약함, 물질의 무상함, 탐욕을 깨닫게 됩니다. 외부로만 의식을 향하니 내면은 늘 공허해지며, 그 속에서 삐뚤어진 욕심이 잉태되어 물질 속에서만 방황하게 되는 것입니다.

그리고는 스스로 만든 욕망의 바다에 빠져 허우적거리다 허무한 인생을 마감하게 됩니다. 바꾸어 생각하면 시련은 곧 우리 영혼의 부모인 대우주로 시선을 돌려주는 계기가 되니, 고통이나 시련을 나쁘게 생각했던 우리의 관념을 바꿀 필요가 있습니다. 삶을 바라보는 의식의 전환에서 영적건강은 태어나게 됩니다.

우리는 현재를 살아가야 합니다. 최선을 다한 오늘에서 후회 없는 삶이 되며, 보람된 하루하루가 됩니다. 항상 남의 눈치를 보며, 자신을 비하하고 한계를 짓기도 합니다. 내일을 생각하며 반성을 뒤로 하고, 사랑하는 주위 사람들에게 사랑의 표현조차 하지 않고, 목석처럼 무뚝뚝하게 살아갑니다.

우리는 과감히 틀을 깨어야 합니다. 병아리가 틀을 깨어야 넓은 세상을 보듯이 우리도 낡은 관념들을 깨고 세상으로 우주로 의식을 넓혀야 합니다.

사랑하는 사람에게 따뜻한 말과 손길을 내밀며, 주인공처럼 당당히 삶을 살아가야 합니다. 내일이 아닌 오늘을 살고 있기에 내일 죽더라도 후회 없는 삶의 주인공이 되어야 합니다.

이런 마음가짐과 태도로 살아갈 때 신은 우리 삶에 행복의 꽃을 선물로 선사할 것입니다. 우리의 영혼은 사랑이며 평화입니다. 우주의 속성 또한 사랑과 평화입니다. 이런 우주의 에너지를 물질로 구현해낸 것이 바로 식물이기에, 채식은 우리의 영혼을 신의 영역인 사랑과 평화심으로 인도하여 줍니다.  우리의 빛이고 사랑의 에너지입니다.

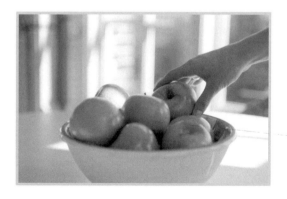

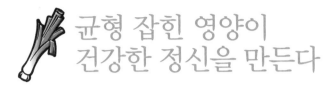

# 균형 잡힌 영양이
# 건강한 정신을 만든다

80~90년대까지만 해도 의사들은 당뇨, 간, 폐 등의 질환에 고단백, 고지방의 육류 섭취를 권장해왔습니다. 그러나 요즘은 식물성 단백질과 지방이 좋다고 권장하고 있으며, 육류의 섭취를 줄이라고 말하고 있습니다.

80~90년대는 급속한 경제성장과 더불어, 음식의 섭취도 육류와 정제 가공식품 위주로 발달해 왔습니다. 그 결과 아이들의 육체적 성장 속도는 빨라지고 덩치는 커졌지만 집중력 부족, 아토피, 소아 당뇨, 비만, 성범죄 등이 증가하고 있습니다. 분명히 의사들과 영양사들이 장려하는 우수한 영양공급원인 동물성 단백질과 지방, 고탄수화물을 많이 섭취하였는 데도 불구하고 왜 이런 현상이 생기는 것일까요?

그것은 사람과 동물 등을 육체적, 물질적인 면만 고려하는 서양 실용주의적 가치관 때문입니다.

동물성단백질과 지방 등이 사람의 외형적 덩치를 키우고 순간적인 힘을 증폭시키는 것은 사실이지만, 이런 식사법은 전쟁과 약탈이 유행하던 중세시대에나 어울리는 식사법일 뿐입니다.

상대를 공격하고 승리하기 위해서는 싸우는 병사들의 성정이 거칠고 호전적이어야 합니다. 그러므로 지휘관들은 육식을 장려하고, 심지어는 생고기도 먹이고 했던 것입니다.(진주비빔밥의 육회도 동일한 이치)

육식은 사람의 마음을 보다 공격적이고 흥분하게 하며, 전쟁문화를 부추기는 간접 원인이 되고 있지만, 사람을 오직 육체적으로만 생각하고 사람의 정신작용을 무시한 채 영양학을 적용해 왔던 것입니다.

지금까지 우리의 식사방법은 고단백, 고지방, 고탄수화물을 주로 섭취하면서, 비타민이나 무기질, 섬유소 등은 결핍된 영양섭취를 하고 있었습니다.

탄수화물, 단백질, 지방은 대체로 인체의 형태를 구성하고 활동하는 에너지원으로 많이 쓰이게 됩니다. 비타민, 무기질 등은 소량이지만 인체의 신진대사를 촉진하고 정신작용에 많은 영향을 주게 됩니다. 특히 뇌에 큰 영향을 미칩니다.

현대인은 밤잠이 없어 숙면을 취하기 어렵고 우울증과 흥분 과다, 자제력 부족 등의 정신허약증이 많습니다. 이 모두는 비타민, 무기질이 다량 함유된 통곡류와 야채, 과일을 적게 섭취하기 때문입니다.

비타민, 무기질은 사람의 정신작용(뇌의 화학작용)에 많은 영향을 끼치므로 충분히 섭취하여야 집중력, 자제력이 좋아지고 마음에도 평온함이 유지되므로 숙면을 취하게 됩니다.

그러나 합성 비타민이나 영양제는 크게 효과를 나타낼 수가 없습니다. 왜냐하면 인체와 합성영양제는 서로 동화되기가 어렵기 때문입니다. 우리의 의식 있는 세포는 천연의 영양과 합성된 영양제를 충분히 파악할 수 있는 지혜로운 생명체이기 때문입니다.

사람은 활동할 때 탄수화물, 단백질, 지방 등을 에너지원으로 사용하지만 밤이 되어 숙면을 할 때에는 주로 비타민, 무기질 등의 영양소로 인체를 정화하고 에너지를 충전하여 내일의 활동을 준비하게 됩니다. 이때 공급해주는 영양소가 없으면 인체는 자체 내에서 스스로 추출, 합성하게 됩니다. 이런 현상이 뼈의 노화를 가져와 골다공증을 일으키고 골수를 소비하게 하며 원기를 약하게 하여 면역력을 저하시킵니다.

자연의 모든 존재들은 서로 짝을 이루어 균형을 도모하고 있습니다. 자연계의 곡류, 야채, 과일 등은 대기의 원소들을 합성하여 상호 균형된 영양소들을 이미 갖추고 있습니다.

그러하기에 소나 기린, 말, 코끼리 등의 야생 초식동물들이 대지 위의 초목과 과일만으로도 늠름한 덩치와 스태미나를 유지하고 있는 것입니다. 이런 균형 잡힌 야채, 과일, 곡류 등을 적절히 섭취했을 때 정신과 육체가 서로 균형되게 성장하는 것입니다.

한쪽으로 치우친 육식이나 정제가공식품의 섭취는 인체 내의 영양 불균형을 초래하고, 인체 자체 내에서 추출, 합성함으로 인해 뼈나 치아, 두뇌 능력, 성기능장애, 자궁병 등이 발생하는 것입니다.

인체의 세포들도 다양한 천연의 영양소가 들어와야 다양한 기능을 수행하며, 백혈구도 다양한 항체를 만들어 면역력을 강화해 나갑니다.

요즘 각광받고 있는 식물생화학물질인 파이토케미칼도 식물영양소의 한 부분으로서 존재하는데, 이 성분이 뛰어나다고 하여 추출 정제해서 사용한다면 또 다른 실수를 범하게 되는 것입니다.

영양소를 고루 섭취하는 방법은 평소 식생활에서 통곡 잡곡식과 야채, 과일을 많이 먹는 것입니다.

진리는 단순하고 평범합니다. 모든 음식은 가급적이면 전체식을 했을 때, 자연계의 다양한 에너지가 우리 인체로 흡수되어 정신과 육체를 고루 균형있게 살찌우게 됩니다.

요즘은 농약이나 중금속 오염이 심각하고 토질의 산성화로 인한 식물의 영양 상태가 많이 떨어지는 것이 사실입니다. 그러므로 가급적이면 기름에 튀기거나 볶는 등 많이 익히지 말고, 생식으로 섭취하는 것이 건강에 유익할 것입니다.

환자나 몸이 쇠약하신 분들은 살짝 쪄서 드시기를 바랍니다. 요리를 할 때 영양과 인체의 관계성을 잘 고려하여 배려한다면 훌륭한 요리사라 할 것입니다. 외형적 아름다움만 추구하는 요리사가 아니라, 내면의 아름다움도 겸비하는 음식문화가 정착되었으면 합니다.

# 두뇌에 좋은 식품은?

머리 두(頭)는 콩 두와 머리 혈자의 합성어입니다. 머리라는 한자의 뜻 속에는 이미 콩 두자가 들어가 있는 것이 묘한 듯합니다. 모든 사물은 고유의 맛, 색, 향기, 형태를 갖고 있으며, 비슷한 성질을 소유한 것은 서로 이끌리게 되는데 '공명', '감응', '유유상종'이라는 표현을 씁니다.

두뇌의 모양을 보면 호두나 땅콩, 아몬드, 잣 등 견과류와 닮았고, 한자를 보면 머리 두(頭)의 글자 속에 콩이 들어가 있습니다.

뇌가 어두운 것을 보면 검은색과 감응할 것 같고, 한의학에서는 수기(水氣)에 해당하니 해조류와 감응할 듯합니다. 실제로 두뇌에 이로움을 주는 식품은 해조류, 검은콩, 견과류, 씨앗류, 곡물류 등입니다.

두뇌는 포도당을 주에너지원으로 쓰고 있으며 단백질과 지방, 비타민, 무기질도 필요로 합니다. 그것은 두뇌의 작용이 광범위하므로 고른 에너지를 요구하는 것과 같습니다. 배가 고프면 머리가 멍하고 집중력이 떨어지는 데 이때 사탕이나 과일을 먹으면 곧바로 당분이 흡수되어 뇌로 전달되므로 머리가 맑아짐을 느끼게 됩니다.

뇌는 음식으로 사는 부분과 우주의 에너지로 사는 부분이 동시에 존재하는데, 대우주와 하나가 된 사람(성인)들은 음식 없이도 삶을 영위할 수가 있습니다. 왜냐하면 대우주의 기운과 하나가 되면 높은 에너지로 사는 사람이 되니, 굳이 음식 에너지로 살지 않아도 되는 것입니다.

대기 중의 충만한 에너지가 물질로 결합한 것이 음식인데, 에너지가 물질화 된 음식을 섭취하는 것이 아니라, 자연 그대로의 에너지를 섭취하는 것입니다.

하지만 이것은 고도의 정신집중과 수련을 통한 자연스런 결과이므로 아무나 이룰 수 있는 상태가 아닌 것이며, 이런 경지를 이루어도 보통 삶을 영위하기 위해 자연스런 식사를 하는 것이 순리이고, 성인들이 보여주신 바입니다.

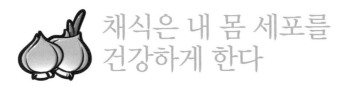

# 채식은 내 몸 세포를 건강하게 한다

　우주에는 다양한 파동과 에너지가 존재하고 서로 조화를 이루고 있습니다. 이 다양한 에너지로 인해 우리 인체의 세포도 늘 옷을 갈아입습니다. 무엇보다 우리 인체는 우리가 먹는 음식으로 옷감을 짜고, 우리가 숨 쉬는 공기로 호흡하며, 우리의 마음에 따라 춤을 춥니다. 이 때문에 우리가 먹는 음식이 오염되어 있으면 세포는 누더기 옷을 입고, 마시는 물이 오염되어 있으면 구정물로 목욕을 하게 되는 것입니다.

　이런 현상이 계속되면 세포는 활기를 잃고 병들며 노화합니다. 자신을 하찮게 대접한 인체를 원망하며 본분을 망각한 채 유전자 돌연변이를 일으키는데 이것이 바로 '질병' 입니다.

　우리 인체의 오장육부는 뇌와 교류하면서 사람이 항상 지켜야 할 마음과 몸의 상태를 조율하고 있습니다. 오장육부와 인간의 도리가 조화를 이룸으로써 원만함을 갖게 되고, 마음과 몸이 둥근 원처럼 되어 하늘과 같은 덕을 품게 됩니다.

몸의 허실은 이런 조화를 잃어버렸다는 것을 의미합니다. 사람이 이렇게 되면 입맛부터 바른 길을 잃어 먹는 것에 욕심을 부리게 되고, 감정의 조화를 잃어 행동과 말이 달라지게 됩니다. 이것은 대인 관계에도 영향을 끼쳐 개인과 가정 일에도 지장을 주고, 그 사람의 삶에도 큰 영향을 미치게 됩니다. 이것이 바로 음식이 인간의 정신 작용에 미치는 영향인 것입니다.

먹을거리는 나를 이루는 기본입니다. 일본의 관상학자는 그 사람이 먹는 음식과 자세를 봐도 운명을 판단할 수가 있다고 했습니다. 음식의 조절만으로도 운명을 변화시킬 수 있다는 말입니다. 아마도 그는 음식 에너지가 오장육부와 뇌의 호르몬에 영향을 미치는 원리를 깨친 사람이 분명하다 할 것입니다.

실제로 어느 한 사람이 좋아하는 음악이나 음식, 목소리와 행동을 자세히 보면 그 사람의 마음이나 인격 정도가 금방 드러납니다. 몸은 마음을 드러내며, 말과 행동은 마음의 표현이기 때문입니다. 좋은 아이디어와 힘찬 추진력, 원만한 대인 관계는 맑고 밝은 신체와 정신에서 나오는 것이므로 음식의 올바른 섭취가 중요한 것입니다.

사람이 살아가면서 맑은 기운으로 살아가느냐, 탁한 기운으로 살아가느냐 두 가지의 선택이 있습니다. 사람은 만물의 영장이고 신의 자녀이므로 마땅히 맑은 기운을 취하며 살아가야 할 것입니다. 맑은 기운은 음식물의 섭취에서 시작되며 그 대상은 바로 식물인 것입니다.

채식은 우주질서에 순응하는 법칙이며, 영성을 회복하는 이 시대의 식사법입니다. 단순히 고기를 안 먹는 것이 아니라, 자신의 세포를 진정 사랑하는 최선의 방법입니다. 채식을 함으로써 우주적 정신을 회복하며, 우리의 뜻이 바로 섬으로 해서 인체가 바로 서게 됩니다. 중력을 거스르고 태양을 향해 자라나는 식물의 힘과 정신이 우리의 몸과 마음을 곧게 세우고 이상향의 세계로 인도하는 것입니다.

태양을 향하는 식물이 아니라, 태양을 등진 동물 고기의 섭취는 우리의 영적 진화를 방해합니다. 또한 인체 에너지 장을 동물의 성정으로 오염시키며, 세포를 동물의 피로 물들이게 됩니다.

결국 하늘의 빛을 차단하고, 스스로 창조한 어둠 속에서 질병과 두려움, 불안감, 고독감을 키우며 고뇌하며 살다가 사망하는 것입니다.

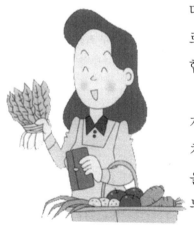

이런 고독감과 상실감은 우리 스스로 만든 것이기에 결국은 우리가 깨야 합니다.

커튼을 걷고 창문을 열어 태양이 비치게 하고, 맑은 공기가 가슴속으로 맥박치게 해야 합니다. 우리는 진정 살아 전율하고, 싱그러운 초원 위에서 자유를 누릴 수 있어야 합니다.

채식은 나를 사랑하는 적극적 표현이며, 우주적 사랑의 확장입니다. 나의 세포를 위하여, 친구인 동물들을 위하여 채식은 최고의 선택인 것입니다.

나의 건강과 행복은 가족의 활력이 되고, 사회와 지구의 에너지를 활기차게 해줍니다. 모든 동물은 태어날 때 생명의 존엄성을 부여받지만 타의에 의해 살해될 때 그들은 극도의 공포와 원한을 느끼며 죽어갑니다. 그때의 공포와 원한은 에너지의 형태로 고기에 존재하게 되며, 이것을 먹게 되면 우리의 의식과 신체 또한 어두운 에너지로 변하게 됩니다.

우리가 친구로서 동물을 대하고 사랑할 때면 가슴이 따뜻해짐을 느끼지만 먹기 위해 그 동물을 잡는 순간, 우리의 마음에는 살기가 넘치고 탐욕적이 되며 눈과 손은 무서운 살기로 꿈틀거립니다. 만약 동물의 생육 과정과 도살 과정을 모두 체험해 본다면 함부로 육식을 할 사람은 없을 것입니다.

채식은 동물성에 있는 유해성분이 없으며, 체내의 독소를 제거해주는 역할까지 하므로 인체의 건강유지, 예방, 치유에 도움이 됩니다. 그것은 마음을 평안하게 해줍니다. 동물의 고기는 인체와 동화되는데 오랜 시일이 걸리고 그로 인해 기분이 조화롭지 못하지만, 식물의 기운은 인체와 빠르게 동화합니다. 자연의 맛을 즐길 수 있게 되므로 채식을 하면 기운이 맑아지므로 조미료나 자극적인 양념이 없어도 음식재료의 본래 맛을 더 깊이 느끼게 되는 것입니다.

채식은 무엇보다 동물사랑을 실천하는 일입니다. 경제적 이익을 위해 동물을 학대하며 기르는 일이 없으며 죽이지 않아도 됩니다. 그러므로 채식은 심성을 아름답게 해줍니다. 식물은 본시 고요한 기운을 갖고 있기 때문입니다.

반면 짐승의 세포 속엔 감정적이고 저급한 기운이 있습니다. 그러나 채식은 긍정적인 마음을 갖게 합니다. 채식은 식물이 그러하듯 모든 것을 받아들이는 삶의 자세를 배우게 합니다. 기도, 명상, 참선 등의 수행에 도움을 됩니다.

생명을 살해하는 마음으로는 절대 내적 평온을 얻을 수 없습니다. 동물성은 조급한 마음을 갖게 하고, 고요함을 없애지만 식물은 여유로움, 평온한 마음을 갖게 하기 때문입니다.

그러므로 우리가 식물을 섭취한다는 것은 신의 품성인 사랑의 빛과 하나가 되는 것입니다. 대부분의 성현들이 채식을 권장하는 것은 이런 이유 때문입니다.

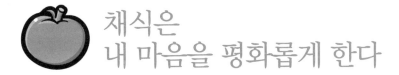

# 채식은
# 내 마음을 평화롭게 한다

우리가 육식을 하지 않는다면 어느 누구도  동물들을 기르거나 살생을 하지 않을 것입니다. 이 땅에서 자라는 모든 곡식과 채소, 과일이 우리의 양식입니다. 우리가 그것을 먹는다면 모두 건강하고 튼튼해질 것이며, 이렇게 하는 것이 우리나라뿐 아니라 모든 나라에 이로울 것입니다.

우리는 무기를 사고 동물을 사육하는 데 많은 돈을 낭비하고 있습니다. 모든, 아니 대부분의 경작지가 소와 돼지 등의 가축들을 기르는 데 사용되고 있습니다. 그래서 만일 우리가 이 땅을 건전하고 건강한 음식을 경작하는 데 이용한다면 나라에 큰 이익이 될 것입니다. 또 평화가 정착되어 무장방어를 할 필요성도 없어질 것입니다.

모든 나라가 성경과 불경에서 언급한 "살생하지 말라. 도둑질하지 말라" 는 등의 가르침에 따라 생활한다면 이 세상엔 더 이상 평화회담도 필요치 않을 것입니다. 그러면 커피와 샴페인, 케이크를 낭비하며 탁상공론을 할 필요도 없을 것입니다. 평화에 대해 논의하면 할수록 더 많은 전쟁이 일어납니다. 이는 우리가 모순된 방식으로 살고 있기 때문입니다.

모든 사람이 명상수행을 하고 살생과 무관한, 건전한 식사를 했다면 세상은 이미 오래 전에 평화를 얻었을 것이며, 기아도 없었을 것입니다. 우리는 수행하기 위해 재산을 버릴 필요가 없으며, 단지 고기 먹는 습관만 버리면 됩니다. 자신과 국가의 건강을 지키고 세상을 구하는 데는 그것으로 충분합니다. 온 나라가 채식을 한다고 생각해 보십시오. 살생의 업이 없어짐으로써 생긴 온화한 분위기 때문에 자연스럽게 재난도 없어지고, 삶은 편안하고 건강해질 것이며, 국가는 부강해질 것입니다.

육체적인 건강 외에 우리의 정신 또한 에너지로 넘치게 됩니다. 지혜로운 생각들이 많이 나와 나라와 국민을 이롭게 할 것입니다. 모든 국가가 이렇게 된다면 세계는 평화로워질 것이며, 수많은 캠페인과 스테이크를 소비하는 온갖 회의도 전혀 필요 없게 됩니다.

오늘은 평화가 있을지 모르지만 내일은 그렇지 않습니다. 평화가 이곳에 자리잡았는가 싶으면, 다음날 다른 곳에서 전쟁이 터집니다. 그러므로 세계는 공허한 말로써 움직여질 수 있는 것이 아니라, 우리 각자가 자신이 배운 공부를 실천에 옮겨야 하는 것입니다.

지금까지는 싱가포르가 국민들에게 채식을 장려하는 유일한 정부입니다. 열매가 아닌 뿌리에서부터 문제를 해결하고자 하는 그런 정부를 찾기란 매우 희박합니다. 아마도 채식을 장려하는 다른 정부들도 있겠지만 국민의 윤리와 건강에 대해 현명하게 관심을 기울이고 있는 정부로는 싱가포르가 유일한 것 같습니다. 다른 정부들도 이 모범을 따르면 좋을 것입니다.

대부분의 정치인들이 육식과 채식의 이로움과 해로움에 대해 연구해 놓은 책과 그 통계를 알고 있을 것입니다. 그들은 이런 책들을 읽을 기회가 더 많습니다. 어떤 사람들은 그들이 부자라는 이유로 자료를 제공해 주기도 하고 그러니 그들은 우리보다 더 잘 알고 있어야 합니다. 그들은 국가와 국민을 위해 일할 의무가 있으므로 이런 사실에 대해 알아야 합니다. 그것은 너무나 쉽습니다. 저 사람들에게 채식을 권장하고 자신도 채식주의자가 되면 됩니다. 이 세상은 이런 방법으로 곧 구원될 것입니다.

만일 채식이 이 세상을 구할 수 있다면 모두들 조금씩만 희생하면 됩니다. 정계와 종교계 인사들은 사람들에 대해 영향력과 권한이 큽니다. 어떤 수단을 이용하든 자유입니다. TV도 있고 라디오도 있으니 기회가 되는 대로 채식과 환경 보호를 선전해야 합니다. 이것은 우리 자신과 다음 세대를 위해 바람직한 일입니다. 주요 정치인이나 종교단체가 나서면 효과가 아주 클 것입니다.

건강한 음식을 소식하면 마음도 가벼워지고, 쓸데없는 욕심이나 나쁜 마음이 가라앉습니다. 미국인들이 불쌍하게 원한을 품고 죽은 고기들을 안 먹는다면 전쟁도 하지 않을 지도 모릅니다.

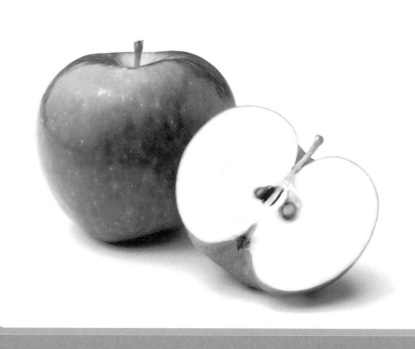

제 **3** 장
# 사람들은 언제부터 채식을 하게 됐을까?

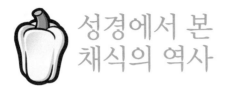# 성경에서 본
## 채식의 역사

성경에 보면 "주께서 말씀하시기를 나는 너희에게 모든 종류의 곡식과 과일을 양식으로 주노라. 그러나 모든 들짐승과 새들에게는 풀과 무성한 나무를 양식으로 주노라."(구약창세기 1 : 29)

"너희는 피가 들어있는 고기를 먹어서는 안 된다. 왜냐하면 생명이 그 핏속에 있기 때문이다."(구약창세기 9 : 4)

"이제 내가 너희에게 온 땅위에서 낱알을 내는 풀과 씨가 든 과일 나무를 준다. 너희는 이것을 양식으로 삼으라."(구약창세기 1 : 29)

"하나님이 말씀하시기를 누가 너희에게 숫소와 암염소를 죽여 내게 재물로 바치라고 했느냐? 아! 무고한 피를 씻어라. 그래야 내가 너희 기도를 들어주리라. 그렇지 않으면 너희 손은 무고한 피로 얼룩져 있으므로 나는 고개를 돌리겠노라. 회개하라. 그러면 내가 너희를 용서하리라." 라는 구절이 있습니다. 이것은 초기의 기독교가 채식이었음을, 또 예수는 채식가였음을 알 수 있습니다.

최근들어 역사학자들에 의해 많은 복음서 교본이 발견되었는데, 그것들은 예수 그리스도의 생활과 그의 가르침에 대해 기술하고 있습니다. 예수님이 다음과 같이 가르치고 있는 구절이 있습니다.

"동물의 고기를 먹는 자는 장차 자신의 무덤으로 변할 것이니라. 나는 너희에게 진실로 말하노니 살인을 한 자는 장차 자신이 살인을 당할 것이요, 생명이 있는 것을 죽여 그 고기를 먹는 자는 바로 죽은 사람의 고기를 먹고 있는 것이니라."

그렇다면 채식생활이었던 인간은 언제부터 어떤 이유로 고기를 먹게 되었을까요?

"땅의 모든 짐승과 공중의 모든 새와 땅에 기는 모든 것과 바다의 모든 고기가 너희를 두려워하며 너희를 무서워하리니 이들은 너희 손에 붙이었음이라."(창세기 9:2)

"무릇 산 동물은 너희의 식물이 될지라. 채소와 같이 내가 이것을 다 너희에게 주노라."(창세기 9:3)

"그러나 고기를 그 생명이 되는 피째 먹지는 말 것이니라."(창세기 9:4)

성경에서 사람이 육식하는 것을 어쩔 수 없이 허용하는 장면이 나오는 첫 구절이 바로 창세기 9장 2절입니다. 이 장면은 노아 홍수가 일어나고 세상의 모든 것이 물에 잠겨버리고 먹을 것이 없어져서 할 수 없이 동물을 먹게 되는 것입니다.

그러나 창세기 1장에서는 "두렵지 않고 보기에도 좋았던 세상"이 왜 9장의 동물을 사람들이 먹는 것을 허락하게 되면서 하느님이라는 같은 어버이를 둔 생명의 형제들이 인간을 두려워하게 되었는가 고민할 필요가 있습니다.

뿐만 아니라 노아의 홍수가 있기까지 800~900년에 이르던 인간의 수명은 이로 인하여 급격히 줄어들게 되었습니다. 마치 고기를 먹고 온갖 질병에 신음하는 지금의 사람들처럼 말입니다.


＊ **다니엘서로 본 채식의 이해**

성경의 다니엘서는 앗시리아를 신바빌로니아(바벨론)가 멸망시키고 주변의 강대국을 잇따라 제패하던 기원전 600년을 배경으로 하고 있습니다. 이 시기는 바벨론이 페니키아와 유다까지 복종시킬 정도로 강성한 나라가 되었던 시기이기도 합니다.

이때 이스라엘 민족은 70년 동안 바벨론에서 포로생활을 하게 되는데 기원전 605년에 바벨론의 왕 느부갓네살은 효과적인 식민통치를 위한 수단으로 유대 왕족인 청년 다니엘과 세 젊은이에게 3년 과정의 바벨론 교육을 시키기로 합니다. 다니엘과 세 친구가 바벨론으로 붙잡혀 온 시기는 기원전 603년입니다.

구약성경의 다니엘서 1장 12절부터 17절까지의 내용을 살펴보면 다니엘이 환관장에게 다음과 같이 청하는 장면이 나옵니다.

"청하오니 당신의 종들을 열흘 동안 시험하여 채식하게 하고 물을 주어 마시게 한 후 당신 앞에서 우리의 얼굴과 왕의 진미를 먹는 소년들의 얼굴을 비교하여 보아 보이는 대로 종들에게 처분하소서. 그가 그들의 말을 좇아 열흘 동안 시험했는데 열흘 후 그들의 얼굴이 더욱 아름답고 살이 더욱 윤택하여 왕의 진미를 먹는 소년보다 나아보인지라, 감독하는 자가 그들에게 분정된 진미와 마실 포도주를 제하고 채식을 주니라."

하느님이 이 네 소년에게 지식을 얻게 하시며 모든 학문과 재주에 명철하게 하신 외에 다니엘은 또 이상과 몽조를 깨달아 알더라.(다니엘서 1:12~17)

바벨론은 정신의 바탕인 체질을 바꾸기 위해 술과 육류로 이루어진 바벨론식 육식 식단으로 바꾸려 합니다. 그러나 음식이 건강은 물론 정신과 성격 형성에 큰 영향을 미친다고 생각했던 다니엘이 이를 거절하고 나섭니다.

그 결과 채식만 한 다니엘의 얼굴이 술과 고기를 먹은 사람보다 더 아름답고 윤택하다는 것이 증명되어 환관장이 어쩔 수 없이 식물을 다시 음식으로 주게 된다는 내용입니다. 다니엘은 이후에 바벨론의 박사들이 해결하지 못한 느부갓네살왕의 꿈을 해석하고 그 총명함으로 인하여 바벨론을 다스리는 세 명의 총리 중 하나가 됩니다.

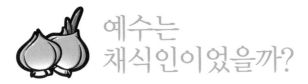

# 예수는
# 채식인이었을까?

미국의 유명한 동물권리옹호단체인 '동물의 윤리적 대우를 위한 사람들의 모임(PETA)'은 "예수는 채식주의자였다. 그를 따르라." 고 외치며 기독교인을 대상으로 햄버거와 스테이크 등을 먹지 말라고 권유하는 운동을 하고 있습니다.

미국의 유명한 동물보호단체인 PETA의 공식사이트를 방문해보면 동물이 가축이라는 이름으로 어떻게 키워지고 도살되고 있는지 상세한 사진과 동영상을 제공받을 수 있습니다. 이들은 미국에서 음식으로 죽는 동물의 수가 80억 마리로, 비폭력의 윤리를 주장한 예수께서 오늘날 우리의 이러한 행동을 보면 끔찍해 하실 것이라고 주장합니다.

"하느님의 피조물인 동물을 학대하는 것은 곧 그분을 모욕하는 행위이고 성서를 보면 예수가 채식인이었음을 알 수 있다. 따라서 기독교인은 채식이 가장 적합하다. 성서에는 예수가 동물을 희생물로 바치는 제사를 반대했고 성전에서 제물로 쓸 동물을 파는 상인들을 몰아내었다고 기록돼 있으며 또 그 당시 일반적인 식육류였던 양고기를 먹었다는 이야기가 전혀 없는 것이 증거이다."

신약성경에 의하면 예수는 40일간 광야에서 단식하였고 물위를 걸어 다녔으며 죽은 나자로를 살리는 기적을 행하였습니다. 이러한 기적을 행할 수 있는 분이 현대의학에서 인체에 적합지 않다고 밝혀지고 있는 고기를 드셨으리라고는 생각되지 않습니다.

현재의 세계적인 추이를 보면 과도한 육식으로 인해 질병이 증가하고 있습니다. 구약을 통해서는 채식의 메시지가 분명하지만 신약을 통해서 고기를 먹을 수 있게 되었다고 주장하는 이들도 있습니다. 이들이 주장하는 신약을 통해서 예수님이 고기를 먹게 하였다고 주장하는 중요한 근거는 단 하나! 오병이어의 기적입니다. 이에 대한 반론을 PEAT에서는 이렇게 제공하고 있습니다.

"예수는 아람어(당시 이스라엘의 말)로 이야기했고, 성서는 부활 이후 몇 세대가 지난 다음 쓰여졌으며 예수의 부활 이후 300년 이상이 지나 두 가지 언어의 번역을 거쳤으며, 수많은 필사(손으로 쓴)를 거친 그리스어 번역판이라는 사실을 기억해 두는 것이 도움이

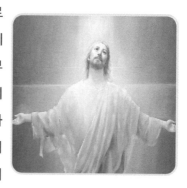

된다. 증거들에 따르면 부활 이후의 이야기는 아주 뒤늦게 성서에 덧붙여진 것이며, 오병이어의 기적에 대한 초기의 서술에는 물고기가 원래 들어 있지 않았다. 이 이야기에는 주목할 만한 점이 있다. 첫째로 사도들은 예수에게 어디서 군중을 먹일 만한 빵을 구할 수 있겠느냐고 물어보았지, 물고기를 잡으러 가자고 제안하지 않았다. 사해가 바로 옆인 데도 말이다. 그밖에도 오병이어의 기적 이야기가 원래는 물고기를 포함하지 않았다는 증거가 있다. 예를 들어 가장 이른 시기에(성서 이전) 기록된 이 이야기에서는 물고기가 포함되어 있지 않고 예수가 오직 빵에 대해서만 언급한다. 그리스인 필경자에 의해서 그 이야기에 물고기가 덧붙여졌고, 물고기에 해당하는 그리스어 ixous는 분명히 '예수 그리스도 하느님의 아들 구세주'의 머릿글자를 모은 글자다.

지금도 물고기는 기독교의 상징이다. 즉, 오병이어의 기적은 기독교가 싹트는 것을 예측한 상징이지 동물을 먹는 것과는 아무 상관이 없음을 알 수 있다."

학자들은 fishweed(말린 해초)에 해당하는 그리스어가 'fish'로 잘못 번역되었다고 주장하기도 합니다. 말린 해초가 빵과 함께 바구니 속에 담겨 있는 것이 더욱 설득적이고, 당시에 해초는 예수가 설교했던, 유태민족과 아랍 농민의 대중적인 음식이었습니다. PETA는 이렇게 마무리하고 있습니다.

"수억의 물고기가 매일 음식물로 희생되고 있다. 우리 모두는 개와 고양이를 괴롭히는 것이 부도덕하고 기독교의 자비에 반대된다는 것을 알고 있다. 그와 똑같이 물고기나 다른 동물을 괴롭히거나 죽이는 것은 기독교적이지 못하다. 비록 고통에 차 비명을 지르지는 못하지만 물고기는 고통을 느낄 줄 알며, 개나 고양이, 그리고 다른 인간이 그렇듯 우리의 기독교적 동정을 받을 권리가 있다."

예수는 채식주의자였다. www.jesusveg.com

## ✱ 예수는 채식인이었는가?

－테드알타－

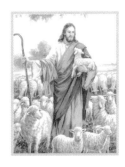 다음의 주장은 대부분 키이스 에이커스가 1989년 발간한 매우 유용한 '채식인 원전'이라는 책에서 빌어왔습니다. 추천할 만한 또 다른 훌륭한 채식인 서적은 1991년 발간된 루이스 리겐스타인의 '지구를 충만케 하자: 동물과 자연을 다루는 종교에 대한 역사'입니다. 이 책은 동물에 대한 보호와 친절이라는 성경의 메시지를 포함하고 있습니다.

'나는 자비를 원하지 제사를 원하지 않는다'(마태복음 9장 13절)

예수 생전에 흔히 육식이 이러한 제사 행위의 일부분으로 여겨지던 것을 기억할 때 이러한 예수의 말은 의미심장한 메시지입니다.

제물에는 고기가 포함되었는데, 레위기 17장을 꼼꼼히 읽어보면 모든 고기 소비는 제사를 통해 이루어짐을 함축하고 있습니다. 또한 성전에서 예수가 대치하는 구절은 돈 바꾸는 사람들과 소, 양, 비둘기를 파는 사람들이 성전을 더럽히는 것을 불쾌하게 여겼음을 보여줍니다. 예수가 화를 낸 이유는 이러한 동물들이 음식으로 소비되기 전에 제물로 팔렸기 때문입니다.

### ✳ 예수가 고기를 먹거나 샀다는 성경의 불명료한 부분들

요한복음 4장 8절의 "예수의 제자들이 고기(meat)를 사러 동네에 들어갔다."라는 구절을 생각해봅니다. 제임스 왕 시절의 번역판은 단어 뜻 그대로 '고기(meat)'라는 의미로 오역하고 있습니다.

사실상 이 단어를 선택한 제임스의 번역에서 '고기'에 해당하는 그리스어는 일반적인 의미에서 단순히 음식물을 의미했습니다. 표준개정판은 지금 이 문장을 "제자들이 동네로 먹을 것을 사러 갔다."로 번역하고 있습니다.

리겐스타인은 신약성서 어디에도 예수가 고기 먹는 모습이 나오지 않는다고 밝히고 있습니다. "최후의 만찬이-많은 사람들이 믿듯이-유월절 식사였음에도 흥미롭게 전통적인 양고기 식사에 대한 언급이 없다."고 밝히고 있습니다.

## ✱ 예수는 적어도 생선을 먹었다?

(예를 들어, 누가복음 24장 43절)

예수가 생선을 먹었다고 하는 두 가지 사건에 대해 주목해 보면, 이 사건들은 모두 예수가 죽은 뒤 부활한 이후에 일어난 일들입니다. 또한 우리는 생선이 이들 초기 기독교인들 가운데 신비적인 상징으로 잘 알려져 있었음을 유념해야 합니다.

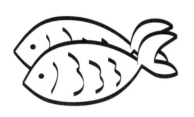

생선에 해당하는 그리스어(lchthys)는 그리스어로 '예수 그리스도, 신의 아들, 구세주'를 나타내는 머릿글자를 합성한 단어로 사용되었습니다. 초기 기독교인들이 그 단어를 사용한 방식을 볼 때 복음서에 삽입된 '생선에 얽힌 모든 이야기'는 말 그대로를 의미하기보다는 상징적으로 사용되었음을 알 수 있는 좋은 역사적 증거라고 할 수 있습니다.

## ✱ 성경의 단절과 모순

우리는 성경이 완전하지 않으며, 성경에 나오는 많은 모순들은 사려 깊은 해석이 요구됨을 잊어선 안 됩니다. 예를 들어 창세기 1장 29-30절과 창세기 9장 2-3절 사이의 모순을 봅시다. 몇몇 학자들은 채식을 권장하는 최초의 계율로 이를 해석합니다. 또한 그들은 하느님이 인간의 죄에 크게 실망하고 땅에 홍수를 내어 어쩔 수 없이 제 2의 식량이 그 상황에 대한 방편으로서만 허락되었다고 주장합니다. 또 다른 예를 보면 신약성서는 이교도의 우상에게 바친 고기에 대한 거듭된 공격을 밝히고 있습니다(사도행전 15장 20절과 요한계시록 2장 14절). 그러나 바오로 사도는 아무도 실족케 하지 않는다면 그러한 육고기를 먹는 것도 괜찮다고 보증하고 있습니다(고린도전서 10장 14-33절). 그런데 바오로 사도가 예수와 갈등을 겪은 것 같지는 않습니다.(바오로는 예수님을 한 번도 만난 적이 없다.)

## ∗ 초기 기독교도의 사례

그리스도의 가르침이 주는 정신에 비추어볼 때 채식이 보다 일치한다고 결론을 내리는 기독교 학자가 적지 않습니다. 예를 들어 에비오니테스, 아타나시우스와 아리우스를 들어봅시다.

이들 초기 교회 신부들 가운데 알렉산드리아의 클레멘트, 오리겐, 테툴리안, 헤로니무스, 보니파체, 성제롬, 요한 크리소스톰이 있습니다. 클레멘트는 "여러분의 육신이 동물들의 무덤이 되도록 하는 것보다 훨씬 더 행복하다."고 쓰고 있습니다. 그래서 사도 마태오는 육고기 대신 씨앗과 열매, 채소를 먹었습니다. 초기 기독교에 관한 사료 가운데 하나는 '클레멘트의 설교' 인데, 이는 성 베드로의 가르침에 기초해서 AD 2세기에 만들어진 것입니다. 설교 12권은 "부자연스럽게 육고기를 먹는 것은 악마를 숭배하는 이교도처럼 타락한 것이다. 제사나 부정한 축제에 참여함으로써 사람은 악마와 함께 이를 먹는 동료와 다름없이 된다."라고 적고 있습니다.

고대부터 지금까지 많은 수도원은 채식을 실천하고 있습니다. 예를 들어 성 바실리우스파, 보니파시오파, 트라피스트회 등. 또한 우리는 후버투스, 아이기스토스, 아씨시의 프란치스코와 같은 몇몇 성인에 대한 채식이야기를 들 수도 있습니다.


## ✳ 간접적인 역사적 증거

에쎄네파와 나조리안파와 에피오니테스파의 삶의 방식에 대한 지식도 예수 그리스도가 채식인이었음을 나타내고 있습니다. 에쎄네파는 그들이 재산과 부를 중요하게 여기지 않고 공동체주의와 동물을 제물로 바치는 것을 거부하는 데서 증명하듯이 초기 기독교인들과 상당히 유사한 유태인들입니다. 초기 기독교인들은 나조레의 사람들로(나자렛 사람과 혼동하지 말 것) 알려져 있습니다. 에비오니테 사람들은 그들의 직계 분파입니다. 이들 세 집단은 초기 기독교신앙 수행에서 중심적인 역할을 했던 것으로 알려진 채식인들입니다.

사도 바오로가 이들 채식인들과 지속적으로 교류할 필요를 가진 것도 이들이 얼마나 많았는지를 보여주며 소수의 기독교도만 채식인이 아니었음을 나타냅니다. 이것은 사도 바오로의 의견과 다를 지도 모릅니다. 바오로가 언행일치를 했다면, 비록 그가 에비오니테스파와 반대의 입장에 있었음에도 불구하고 그는 채식인이었을 것입니다(고린도전서 8장 13절). 알렉산드리아의 클레멘트에 따르면 마태오도 채식주의자였습니다. 클레멘트의 '설교' 나 '감사' 는 베드로도 또한 채식인이었다고 주장합니다. 히가수푸스나 어거스틴은 예수 그리스도 사후 예루살렘 교회의 수장이 예수의 형제인 제임스였는데 그도 채식인이었고, 예수와 한 몸처럼 양육되었다고 증명하고 있습니다. 예수의 부모가 제임스를 채식인으로 양육했다고 주장했다면, 예수 또한 그렇게 양육되었을 것입니다.(카톨릭 전승에 의하면 마리아가 예수를 잉태하였을 때 이미 마리아는 채식을 하였다고 한다.)

* **결론**

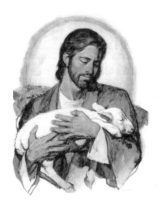

　　위에 주장했던 것처럼 채식은 친절, 자비, 비폭력, 부와 사치에 대한 거부를 주창한 초기 기독교의 정신과 일치한다고 믿을 만합니다. 육식은 겸손과 절제, 모든 신의 창조물에 대한 사랑의 방식이라고 하기 어렵습니다. 그래서 초기 정교회 신부 헤로니무스는 다음과 같은 결론을 내리지 않을 수 없었습니다.

"동물을 먹는 것은 대홍수 전까지는 알려지지 않았었다. 대홍수 이후 사람들은 마치 사막의 불평 많은 탐식가들 앞에 메추라기 고기를 던진 것처럼 고기꾸러미와 악취 나는 고기즙을 입에 넣기 시작했다. 때가 되었을 때 나타난 예수 그리스도는 처음을 열면서 끝을 맺는데 동참했다. 그래서 더 이상 육식은 우리에게 허용되지 않는다."

## * 후기, 예수 이후 어떤 일이 일어났는가?

예수가 채식인이었는지 아닌지 보다 더 중요한 문제가 '기독교인들은 왜 그 이후 채식의 뿌리를 포기했는가?' 입니다. 스티븐 로젠은 1987년 발간한 그의 책에서 다음과 같이 주장합니다.

"초기 기독교 신부들은 고기 없는 섭생법을 주장했고, 많은 초기 기독교 단체들도 고기 없는 삶의 방식을 지지했다. 사실 초기 기독교의 글들은 콘스탄티누스 황제가 자신이 정한 기독교를 만인의 기독교로 선포했던 4세기까지 육식은 공식적으로 허용되지 않았음을 밝히고 있다.

4세기부터 성경에 대한 육식의 해석은 로마제국의 공식 교의가 되었고, 채식 기독교도들은 비밀리에 수행하거나 이교도로 몰려 사형에 처할 위험을 감수해야만 했다. 콘스탄티누스 황제는 채식인들을 체포하여 그들 목에 끓는 납을 쏟아부었다고 전해진다.

또 다른 비극적 사례가 있는데, 프랑스 남부의 알비주아파 채식인 단체(12-13세기 반로마 교회파 교단)는 그들이 닭을 죽이는 것을 거부했기 때문에 1052년에 교수형에 처해졌다.

이교도였던 로마인들이 기독교에 대해 그리도 지속적인 영향을 미친 것은 아이러니가 아닐 수 없다. 어쨌든, 오늘날 채식하기가 훨씬 더 쉬워졌음에 우리 모두 감사해야 한다. 채식인이 어쩌다 마주치는 간헐적인 무례함과 사회적 견제는 콘스탄티누스 황제가 채식인들을 대한 방식에 비하면 아주 사소한 불편에 지나지 않는다."

필자는 기독교도에서 오랫동안 신앙생활을 체험한 사람으로서 이러한 문제가 매우 의미있고 중요하다는 점을 알게 되었습니다. 이런 문제를 아주 공정하게 다룬 읽을 만한 저서들이 많이 있습니다. 예수 그리스도 시대부터 많은 기독교 단체들이 채식을 실천했음을 기억해야 합니다. 제7일 재림교회는 미국에서 가장 잘 알려진 채식 단체입니다. 우리의 주류 기독교 단체들 사이에도, 심지어 유태교 안에서도 채식인의 장점을 전하는 존경할 만한 사람들이 더러 있습니다. 앤드류 린제이의 '기독교와 동물의 권리' 라는 책을 보길 바랍니다.

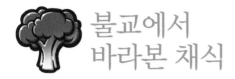

# 불교에서
# 바라본 채식

인간이 지구라는 이 행성에서 몸을 부여받아 만물의 영장이 된 것은 신의 어떤 안배일까요?

그것은 아마도 영적인 진화를 하기 위해서일 것입니다. 인간이 진화를 거듭하여 신과 같은 존재가 되기 위해서는 '사랑'이라는 에너지가 필요한데, 우리가 다른 생명에 대한 사랑 없이 어떻게 빛과 같이 밝은 존재가 될 수 있을까요?

많은 경전에서도 "살생하지 말지어다"라는 계율을 첫 번째로 명시하였습니다. 하지만 이러한 신의 말씀을 무시하고 있으니, 기도 중에 신의 모습과 말씀을 접할 수 없는 것은 당연한 일입니다.

"뿌린 대로 거두리라"라는 대자연의 이치대로, 고기를 먹고 싶은 욕구를 채우기 위해 살생을 한다면 우리는 빚을 지게 되고, 결국은 그 빚을 거두어야 하는 것이 우주의 법칙입니다. 그때 우리의 영혼은 탐욕과 원한, 살기의 에너지로 가득 차고 점점 신의 밝음으로부터 멀어질 것입니다. 우리 영혼의 진화는 만물을 사랑하고 그것을 실천함으로써 우리에게 내재된 신의 종자를 싹틔워 나가는 것입니다.

그러기 위해서는 가장 깨끗하고 맑은 에너지가 담긴 채소와 곡류, 과일을 양식으로 삼고, 항시 감사의 기도를 양념 삼아 먹는다면 최상의 식사가 될 것입니다.

힌두교 경전에서는 육식을 금하고 있는데, 창시자 마누는 다음과 같은 기록을 남겼습니다.

"인간이 육식을 하려면 생물을 죽이지 않고는 불가능하고 지각이 있는 생물을 살생하는 자는 영원히 하늘의 도움을 얻지 못할 것이니라. 그러므로 육식을 피하라."(힌두교구 중에서)

회교경전인 코란에도 "죽은 동물의 피와 살을 먹지 말라."라고 쓰여 있습니다.

석가모니불이 말씀하시길 "육식은 단지 후천적으로 생긴 습관에 불과하다. 우리는 육식을 하고 싶은 욕구를 갖고 태어나지 않았다.

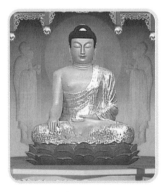

육식하는 사람은 그들 내면에 있는 위대한 자비심의 종자를 끊어버리는 것이다. 육식하는 생명들은 서로 죽이고 서로 잡아먹는다… 이 생에서는 내가 너를 먹고, 다음 생에서는 네가 나를 먹고… 항상 이런 식으로 계속될… 그러니 그들이 어떻

게 삼계에서 벗어나겠는가?"

〈능엄경〉에서는 아주 명백히 설명하고 있습니다. "아난, 내가 비구들에게 오정육(五淨肉)을 먹도록 했는데 그들 고기는 모두 신통으로 만든 것이다. 그러므로 원래 생명의 씨가 없다. 그들 바라문이 사는 곳은 땅에 습기가 많고 모래가 많아 초목이 자라지 못한다. 나는 자비의 신통으로 고기를 만들어 그들이 그 맛을 느끼도록 했다. 여래가 멸도(滅道)한 후 중생의 고기를 먹으며 부처의 제자를 자칭하는 자가 있을 것이니 어찌 하겠는가!"

묻겠는데 오늘날 현대인이 먹고 있는 고기 중에 여래가 신통으로 화현해 낸 고기처럼 생명의 씨가 없는 고기가 하나라도 있습니까? 당시 바라문이 거주하고 있던 곳의 기후는 너무 습하고 모래가 많아 채소와 과일을 심을 수 없었습니다. 또한 풀조차 자라지 못하는 곳이었습니다. 그래서 부처는 신통으로 오정육을 화현해 내어 그들로 하여금 그것을 먹도록 했습니다. 그러나 부처는 이어 예언하기를 "내가 멸도한 후 불초한 무리들이 중생의 고기를 먹으며 자칭 부처의 제자라고 할텐데 이를 어찌할 것인가?"하였습니다. 이로써 보건대 부처는 제자가 고기 먹는 것을 엄금하였다는 것을 알 수 있습니다.

〈열반경〉에서 가섭이 부처에게 이렇게 물었습니다. "왜 여래께서는 고기 먹는 것을 허락하시지 않습니까?" 부처가 말하기를 "고기를 먹는 사람은 자비의 종자가 끊어지기 때문이다."라고 하였습니다.

또 가섭이 묻기를 "왜 전에 사람들에게 삼종정육(三種淨肉)이나 구종정육(九種淨肉)을 먹도록 허락하셨습니까?"라고 하자 부처가 가섭에게 이르기를 "그것은 그들이 즉시 육식을 끊지 못할까 우려해서였다. 그래서 임시방편으로 그런 종류의 고기를 먹도록 하여 그들이 서서히 고기 먹는 것을 끊도록 인도하기 위해서였다. 그러나 당시 나의 진정한 뜻은 그들이 바로 고기 먹는 습관을 끊어주었으면 하는 것이었다."라고 하였습니다.

부처는 계속 말하기를 "가섭아 나는 지금부터 모든 내 제자들이 그 어떠한 중생의 고기라도 일절 입에 대는 것을 허락하지 않겠노라."하였습니다.

〈능엄경〉 업과상속(業果相續)의 경문 중에는 부처가 이렇게 말했다고 나와 있습니다. "이들 중생들은 모두 살생하지 말라는 계율을 범하는 까닭에 인간으로 있을 때 양을 잡아먹고, 양은 죽은 후 다시 인간이 된다. 이렇게 십류(十類)의 중생들이 끊이지 않고 윤회를 거듭하며 죽고 태어나는 가운데 서로 먹고 먹히는 악업이 영원히 몸을 묶어 이를 근절시킬 수 없게 되어버린다."

부처는 또 말하기를 "그대들은 마땅히 알아둬야 한다. 고기 먹는 자들이 설혹 삼매에 들어가는 것처럼 보이지만 모두 대나찰(大羅刹)로서 그들은 사후 필히 생사고해에 빠져버린다. 그들은 부처의 제자가 아니다. 고기를 먹는 자들은 서로 살상하여 먹는다. 이 생(世)에서는 내가 너를 먹고 다음 생(世)에서는 네가 나를 먹는 악순환을 영원히 끊지 못한다. 이런 사람들이 어찌 삼계를 뛰어넘을 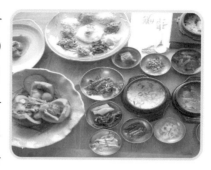 수 있겠는가?"라고 하였습니다. 그러므로 해탈을 하여 영원히 생사윤회를 끊으려면 절대 고기를 먹어서는 안 됩니다.

범망경은 우리나라의 원효대사가 주석서를 쓰신 경과율의 뜻을 담고 있는 경전입니다.

〈범망경(梵網經)〉에 이르기를 "만일 부처의 제자라면 그 어떤 고기도 먹어서는 안 된다. 중생의 고기를 보면 멀리 달아나 버린다. 그러므로 모든 보살들은 그 어떤 중생의 고기라도 입에 대어서는 안 된다. 고기를 먹으면 무량죄(無量罪)를 짓게 될 것이다."

다시 말씀하시기를 "불자가 자비한 마음으로 산 것을 살려주는 일을 할 것이니 일체의 남자는 다 나의 아버지요, 일체의 여자는 다 나의 어머니라! 그러므로 육도의 중생이 다 나의 부모이거늘, 잡아서 먹는 것은 곧 나의 부모를 죽이는 것이며, 나의 옛 몸을 죽이는 것이다. 일체의 흙과 물은 다 나의 먼저 몸이요, 일체의 바람, 불은 다 나의 본체이니 산 것을 풀어서 살려주라. 세세생생에 몸을 받아나서 항상 머무른 법으로 남을 가르쳐 산 것을 놓아주게 하라. 만일 세상 사람들이 축생을 죽이려 하는 것을 보거든, 마땅히 구호하여 그 고난을 풀어주며 항상 교화하여 보살계를 강설해 중생을 구제해야 하느니라!"

〈열반경〉에서 부처님은 이렇게 말씀하셨습니다. "내가 열반한 후 무량백세(無量百歲)가 지나도 출가한 비구가 있을 것이다. 겉보기에는 계율을 지키는 것처럼 보일지라도 음식에 대한 탐심이 대단히 많다. 사실 그들은 출가인이 아니다. 겉모습은 출가인의 모습이지만 사견으로 충만하여 있다. 그들은 '여래가 우리에게 고기를 먹도록 허락했다' 라고 말할 것이다."

〈능가경〉에서 부처님이 이르시기를 "미래에 어리석은 자들이 계율을 함부로 해석하여 정법을 파괴하고 심지어 여래의 교법(敎法)을 훼방하기까지 할 것이다. 그들은 '부처가 고기 먹는 것을 허락하였다. 부처 자신도 고기를 먹은 적이 있다' 고 말할 것이다. 대혜여! 나는 다른 경전에서 계를 가리는 10개 조에 대해 말한 적이 있는데, 그 중 3종의 상황에 해당되는 경우만 허락했을 뿐이다. 그때 나는 그들이 바로 육식을 끊는 것을 견딜 수 없어 할까 우려하였다. 그래서 임시법을 제정하여 그들로 하여금 점차 육식을 끊도록 했던 것이다. 그러나 나의 진정한 마음은 그들이 바로 육식을 끊고 발심하여 수행하기를 바랐다. 지금 나는 이 경에서 딱 잘라 아주 명백히 밝혀두겠다. 지금부터 자기 스스로 죽었든, 다른 사람에 의해 살해되었든 중생의 고기에 관한 한 모두 입에 대는 것을 허락하지 않는다. 내가 이렇게 명백히 말했는 데도 여래를 비방하고 부처가 고기 먹는 것을 허락했다고 말하는 어리석은 자가 있다면 영원히 악업에 묶여 삼악도(三惡途)에 떨어지게 된다는 것을 그대들은 알리라.”

이렇게 여러 경전들은 육식을 금하고 있으며 여러 성인들은 채식을 몸소 실천하였고 그 제자들과 따르는 사람에게도 명백히 채식을 전하고 있습니다. 이외에도 우리가 알고 있는 많은 세계의 저명인사들이 채식을 하였는데 열거하여 보면 다음과 같습니다.

예수, 석가, 크리슈나무르티, 노자, 공자, 맹자, 피타고라스, 소크라테스, 플라톤, 찰스 다윈, 레오나르도 다빈치, 에머슨, 타고르, 톨스토이, 죠지 버나드 쇼우, 간디, 슈바이처, 뉴튼, 마더 테레사, 다이애나 왕비, 찰스 황태자, 헬렌 니어링, 아인슈타인, 에디슨, 셰익스피어, 폴 메카트니, 폴 뉴먼, 킴 메신저, 리차드 기어, 브룩 쉴즈, 대니서, 나브라틸로바(윔블런테니스 9연패), 데이빗 스콧(철인경기 6회우승), 에드윈 모제스(올림픽 2연패), 브래드 피트, 슈왈츠제네거, 실베스터 스텔론, 켈로그, 마이클 잭슨, 칼 루이스(올림픽 9관왕)...

알버트 아인슈타인은 이렇게 말했습니다. “채식이 사람의 성격에 가져다주는 변화와 정화효과는 인류에게 대단히 유익하다고 생각한다. 그러므로 채식을 택하는 것은 매우 상서롭고 평화로운 것이다.”

채식은 역사를 통해 많은 성인들과 저명인사들의 공통된 식사방법이며 지금 우리의 선택이기도 합니다. 채식을 실천함으로써 우리는 신에게 더욱 가까이 다가갈 수 있고 우리의 영혼은 밝게 빛날 것입니다.

그 외에도 채식을 실천함으로써 얻어지는 부가가치는 너무나 많습니다. 국가의 의료비용이 절감되어 국가재정이 튼튼해질 것이며, 각종 환경오염(물, 대기, 토양, 산림)을 방지하여 지구를 살기 좋은 청정지역으로 복원시켜 줍니다. 그리고 불필요한 자원과 인력의 낭비를 줄여 보다 효율적인 일에 열정을 투자할 수 있으므로 지구문명을 발전시킬 수 있습니다. 세계의 수많은 기아와 빈곤을 구제할 수 있으며, 학교 급식의 피해를 줄여 각종 식중독이나 괴질을 예방할 수 있습니다.

우리가 조금만 의식을 전환하여 냉정히 관찰하면 채식의 이로움을 충분히 발견할 수가 있을 것입니다. 채식은 생명존중사상이며 위대한 사랑의 실천입니다. 채식은 인간으로서의 당연한 행위이며 선택입니다. 채식은 빛의 식사이며 평화의 메시지입니다.

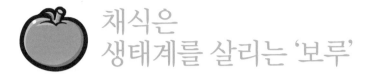

# 채식은
# 생태계를 살리는 '보루'

채식이 육식보다 좋은 이유는 무엇일까? 라는 질문을 던진다면 아마 열 사람 중에서 예닐곱 사람은 건강 때문이라고 답할 것입니다.

육식을 많이 할 경우 비만해지거나 지방 수치가 높아져 각종 성인병에 걸리기 쉽다는 건강 상식을 많은 사람들이 알고 있기 때문입니다. 맞는 말입니다. 그러나 채식으로 식단을 바꾸어야 하는 진짜 이유는 이것뿐만이 아닙니다. 육식을 채식으로 바꿔야 하는 진짜 이유는 생태계의 건강 때문이라고 볼 수 있습니다.

생태계를 교란시키고 있는 대표적인 문제 중의 하나는 동물의 집단 사육 시스템입니다. 이제는 한 농가당 한두 마리의 소를 키우는 풍경을 더 이상 찾아볼 수 없습니다. 반면 대량 사육으로 축사에서 떼로 키워지는 가축들은 대량의 고기와 우유, 계란을 만들어내기 위해 알 낳는 기계, 젖 짜내는 기계, 고기 만들어 내는 기계가 되어가고 있는 것입니다.

현재 인간의 미식과 탐식을 위해 사육되는 동물들은 원래의 먹이인 풀이 아닌 동족의 고기를 먹으며, 밀집된 사육환경 속에서 스트레스와 운동부족으로 인해 저항력이 급격히 감소하고 있습니다. 이에 따라 온갖 가축병들이 창궐하고 동물들은 항생제와 백신들을 줄곧 맞아가며 성장호르몬제의 남용 속에서 단시간에 많은 양의 고기를 생산해 내야 합니다.

육류를 얻기 위해 동물을 사육하는 것에는 항상 다음과 같은 결과가 뒤따릅니다. 열대 우림 파괴, 지구 온도 상승, 수질 오염, 물 부족 현상, 사막화 현상, 에너지 자원의 오용, 그리고 세계의 기아 등입니다. 육류를 생산하기 위해 땅, 물, 에너지를 사용하는 일과 인간의 노력을 기울이는 것은 지구자원을 효율적으로 활용하는 방법이 아닙니다.

1960년 이래 소를 기르기 위한 목초지를 조성하기 위해 중앙 아메리카 열대우림의 25%가 불태워졌습니다. 열대 우림지역의 쇠고기를 재료로 한 4온스짜리 햄버거 하나를 만드는 데 55평방피트의 열대우림이 파괴되는 것으로 추정됩니다. 더욱이 소를 사육하는 것은 지구 온난화의 원인이 되는 세 종류의 가스를 생성하는데 지대한 역할을 한다고 합니다.

물의 경우를 보면 쇠고기 1파운드를 생산하는 데 2464갤론의 엄청난 물이 소모되며, 수질 오염의 가장 큰 원인이 되고 있습니다. 453g의 쇠고기 생산을 위해 사용되는 물의 양은 9450리터로, 이것은 일반 가정에서 한 달 동안 사용하는 양입니다. 고기 1파운드와 밀 1파운드를 만들어내기 위해 들어가는 물의 양은 100배 넘게 차이가 납니다.

이것과 비교하면 밀을 경작하는 데는 이보다 훨씬 더 적은 양의 물이 필요할 뿐입니다. 미국의 경우 전체 물의 반 이상이 가축 사료를 경작하는 땅에 물을 대기 위해 쓰입니다. 게다가 동물 배설물을 씻어내는 데 또한 엄청난 물이 사용됩니다. 현대 육류 시스템이 그 배설물을 예전과 같이 땅으로 돌리지 못하기 때문입니다.

1파운드의 쇠고기를 생산하려면 동일한 양의 밀에 사용되는 물의 50배가 필요하고, 미국에서 소비되는 물의 절반이 식용가축 사육에 사용되며, 동물제품에 대한 수요로 인해 미국, 호주, 그외 국가의 수많은 건조지역이 의존하고 있는 막대한 지하수가 고갈되고 있습니다.

토마토 1파운드를 생산하는 데는 29갤론의 물만 필요하며, 통밀빵 1파운드를 생산하는 데는 139갤론의 물만 있으면 됩니다. 미국에서 소비되는 물의 절반 정도가 소와 그 외의 가축을 기르는 데 쓰이고 있는 실정입니다.

1에이커의 땅에 브로콜리를 재배하면 소를 기르는 것보다 10배의 단백질, 칼로리, 나이아신 등을 생산할 수 있습니다. 이와 같은 통계는 수없이 많습니다. 만일 가축 사육을 위한 땅에다 인간에게 공급할 곡물을 재배한다면 세계 자원은 보다 효율적으로 활용될 것입니다.

육식문화야말로 우리의 생태계를 파괴하고 있는 주범입니다. 미국의 경우 도시개발을 위해 벌목된 숲을 1에이커라 하면, 가축을 방목하거나 가축사료를 키우기 위해 벌목된 숲은 7에이커에 해당한다고 합니다. 전체 산림의 1/3이 육식문화를 유지하기 위해 사라졌습니다. 지구의 산소를 좀먹고 많은 생명체들의 생활터전을 빼앗는 데 우리의 육식 습관이 기여하고 있는 셈입니다.

채식은 오염된 환경을 살아가는 이 지구의 식량난을 해결하는 첫 번째 방법이 될 것입니다. 채식은 지구의 환경을 깨끗하게 지키려는 마음의 실천이기도 합니다. "사람이 먹는 쇠고기 1인분을 생산하기 위해서는 곡식 30인분이 필요하다."는 것은 많은 생각을 하게 만듭니다. 즉 채식은 인간에게는 건강한 육체와 정신을, 지구에는 온전한 환경을 만들어낸다고 할 수 있습니다.

### 에너지의 경우는 어떨까요?

육류와 유제품, 달걀 생산에 미국 내 모든 용도에 사용되는 원자재 총량의 1/3이 소비됩니다. 곡물과 채소와 과일류에 드는 에너지가 총량의 1/20 정도 든다고 합니다. 우리가 에너지 소비를 지금의 2/3 수준으로 줄일 수 있다면 감소비용으로 태양열과 풍력을 이용한 대체 에너지 개발이 가능해집니다. 지금과 같이 지구를 괴롭히는 방식으로 에너지를 만들지 않아도 됩니다.

또 채식을 하면 수질오염을 줄일 수 있다는 점입니다. 소나 돼지가 배출하는 축산폐수의 양은 무시하지 못할 양입니다. 소나 돼지한 마리가 배출하는 똥과 오줌의 양은 사람이 배출하는 양의 20배이상입니다. 시골 마을의 계곡물을 오염시키는 가장 큰 원인의 하나가 바로 축산폐수입니다.

현재 지구상에는 약 13억 마리 이상의 소들이 있다고 합니다. 몸무게로 따지자면 지구상에 살고 있는 사람들의 몸무게보다도 더 많이 나간다고 볼 수 있습니다. 놀라운 것은 소를 비롯한 가축들이 지구에서 생산되는 곡물의 40퍼센트를 먹어치운다는 사실이고, 더욱놀라운 사실은 이들이 쏟아내는 분변의 양이 우리의 상상을 초월한다는 사실입니다.

더불어 동물들이 뿜어내는 이산화탄소와 메탄가스로 지구의 온도는 점점 높아지고 있습니다. 결국 동물의 집단 사육시스템이 우리에게 가져오는 이득은 이 엄청난 피해보다 크지 않다는 것입니다.

채식을 하면 육식을 줄임으로써 삼림을 보호할 수 있습니다. 젖소 사육을 위한 목초지 대부분은 삼림을 베어내고 조성한 것입니다. 미국의 경우 가축 사육을 위해 벌채된 삼림 면적은 4억 4,000만 정보에 달한다고 합니다. 육식을 줄여 가축 사육수를 줄이는 것도 자연을 보호하는 한 방법입니다. 이 때문에 영국에는 고기를 적게 먹는 것이 생태학적으로 바람직하다는 점을 홍보하는 '영연방 채식주의협회'와 같은 단체가 있을 정도입니다.

# 채식은 환경을 살립니다!

- 한 사람의 채식은 1200평의 숲을 살립니다.
  (남한 인구 4천만 기준 = 3500억 평)
- 햄버거 하나 만드는 데 소요되는 숲의 공간 ⇒ 1.5평
- 숫소 한 마리 키우는 데 필요한 공간 ⇒ 300평
  지구 표면의 30%가 사막화 ⇒ 18억 5천만 명이 사막지대에서
  생존. 이 중 2억 3천만 명이 영양실조 상태.
- 동아프리카의 지표 중 50% + 2300만 마리의 소
  ⇒ 방목지로 이용(매년 48㎞ 속도로 사막화 진행)
- 쇠고기 1㎏ 생산 - 2만ℓ 의 물이 필요.
  토마토 1㎏ 생산 - 110ℓ 의 물이 필요.
  통밀 1㎏ 생산 - 525ℓ 의 물이 필요.
  * 450g 고기 기준 = 9500ℓ 의 물이 필요 = 일반 가정의 두 달
  사용 물.
- 육식인을 위한 물의 용도는 채식인의 14배에 달한다.
  (세계 농지의 15%가 물 부족으로 고생하고 있음)
- 우리나라 축산현황(2001년 기준)
  소(210만 마리) + 돼지(800만 마리) + 닭(1억 2천만 마리)
  ⇒ 막대한 양의 사료, 물이 필요, 축산폐수 → 환경오염
- 소 한 마리의 배설량 = 사람 16명의 배설량

(수질 오염의 원인: 동물 배설물, 산업 폐기물)

ex)축산 폐수 현황: 돼지 800만 마리

⇒ 1300만 톤의 배설물 발생→처리시설 부족→하천으로 방류→

수질오염

• 세계 총 곡물 생산량의 38%, 미국 총 곡물 생산량의 70%

⇒ 가축사료로 쓰임(→원래는 사람의 음식→지구 반대편의 기아)

• 쇠고기의 단백질 1칼로리를 얻기 위해 필요한 화석연료 ⇒ 78칼

로리 소모.

콩 단백질 1칼로리를 얻기 위해 필요한 화석연료 ⇒ 2칼로리 소모.

• 소의 수명 1/4로 단축, 우유량은 3배 이상 증가.

• 세계의 기아인구 10억, 매년 2 ~ 3천만 명 사망.

+ 후진국 어린이 25%가 4세 이전에 영양실조로 사망.

ex)과테말라는 2초에 1명꼴로 기아로 인한 사망.

ex)1분에 23명이 기아와 영양실조로 사망.

• 1224평의 땅에서 감자는 18 t , 소고기는 0.1 t  생산 가능.

• 95년 일본농림수산성 발표: 2010년 밀 2.12배 가격 상승,

쌀 2.05배 가격 상승.

• 성인병 환자 90%가 육식 선호(특히 중풍환자).

• 3000 ~ 5000만 마리의 동물이 실험도구로 사망.

• 한국에선 100만 마리의 개가 매년 도살됨.

• 지구에 사육되는 소의 식량 = 87억 명 사람 식량.

• 사람이 먹을 수 없는 어류 포획 ⇒ 연간 2000만 톤.

→ 죽은 채로 바다에 버려짐 → 바다오염.

채식은
생명 사랑의 시작이다

인류가 함께 잘 살겠다는 공생의 노력은 작은 것에서부터 하나
하나 실천해 나가야 합니다. 지구상에는 10억의 인구가 기아와 영
양실조로 고통을 받고 있습니다. 또한 매년 4,000만이 넘는 사람들
이 굶어 죽어가고 있으며, 그들 대부분은 어린이들입니다.

이런 사실에도 불구하고 전 세계 곡물 수확량의 1/3 이상이 사
람들이 아닌 가축의 사료로 이용되고 있습니다. 미국에서는 생산
된 곡물의 70%를 가축이 소비하고 있는 것입니다. 만일 가축 사료
로 이용하지 않고 이 곡물을 사람들에게 공급한다면 아무도 굶주
리지 않을 것입니다.

채식은 육식에 비해 더 많은 사람이 먹을 수 있습니다. '먹이 피
라미드'의 개념이 이를 잘 설명해줍니다. 한 예로, 1천 350킬로그
램의 콩과 옥수수는 스물 두 사람이 먹을 수 있는 정도의 양인데,
이 콩과 옥수수를 소에게 먹여 고기와 우유를 먹을 경우 몇 사람이

나 먹을 수 있을까요? 답은 겨우 '한 사람' 입니다.

가축 사육에 쓰이는 자원을 세계 인구에게 공급할 곡물 재배에 사용한다면 보다 많은 사람들에게 식량을 공급할 수 있을 것입니다. 호밀을 가축 사료로 쓰지 않고 사람이 먹는다면 호밀을 재배하는 1에이커의 땅에서는 8배의 단백질과 25배의 칼로리를 공급해 줍니다.

삼림을 벌초해 목초지나 경작지를 만들고, 여기에서 생산된 사료나 곡물을 다시 가축에게 먹이는 과정을 통해서 엄청난 에너지가 소비됩니다. 약 3,000평의 땅에 감자를 심으면 22명이 1년을 날 수 있지만, 그 땅에 소를 기르면 겨우 한두 명만이 한 해를 살 수 있다는 계산도 있습니다. 또 콩 1kg을 수확하는 데 2000ℓ의 물이 들어가지만 쇠고기 1kg을 생산하려면 10만ℓ의 물이 필요하다고 합니다. 육류가 자원과 땅을 낭비하는 '주범' 인 셈입니다.

5개의 축구경기장에서 재배된 곡물을 가축에게 사료로 먹인 후 사람이 그 고기를 먹으면 단지 2명만 먹을 수 있는데 비해, 인간의 식량용으로 같은 면적을 사용하여 옥수수를 재배한다면 10명, 곡류는 24명, 콩은 61명이 먹을 식량을 재배할 수 있습니다.

어떤 사람은 육식 중심의 식단이 미국과 같은 선진국에 국한된 얘기 아니냐고 물을지도 모릅니다. 그러나 최근 우리나라의 식생활 흐름이 서구화되고 있다는 사실을 감안한다면 남의 나라 일만으로

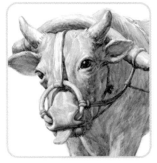

생각할 수 없는 노릇입니다. 미국인들이 육류 섭취량을 단 10퍼센트만 줄여서 가축들을 먹이는 곡물과 콩을 절약한다면 약 6천만 명에 달하는 사람들을 충분히 먹여 살릴 수 있는 양이라고 합니다.

채식을 주로 하는 아시아 농업국가들이 육식을 주로 하는 유럽 국가들에 비해 높은 인구밀도를 유지하면서도 식량 공급을 할 수 있었던 이유가 여기에 있다고 할 수 있을 것입니다.

또 채식은 육식보다 훨씬 경제적입니다. 채소류는 고기보다 싸다는 것은 누구나 아는 사실입니다. 쇠고기 1킬로그램 살 돈이 있다면 감자는 10킬로그램을 살 수 있습니다. 채식 위주의 식단을 짤 경우 가계비에서 식비가 차지하는 비중을 줄일 수 있습니다.

실제로 쇠고기 1근, 즉 600그램을 얻기 위해 소들이 먹어치우는 곡식과 콩의 양은 16근, 10킬로그램을 육박한다고 합니다. 현재 소와 가축들은 지구상에서 생산되는 곡물의 30% 이상을 먹어치우고 있고, 미국에서는 곡류 생산량의 70%가 가축의 먹이로 사용되고 있습니다. 코넬대학의 데이비드 피멘틀은 전 세계적으로 가축 대신에 인간을 먹이는 데 곡물을 이용한다면, 10억 이상의 사람들이 먹을 수 있게 될 것으로 추정했습니다.

우리는 여기서 전 세계의 식량난과 기아의 원인을 생각하지 않을 수 없습니다. 또한 미국 전역에서 소비되는 물의 약 절반 정도를 소가 먹어 치우거나 아니면 사료용 농작물을 키우기 위해 사용되는데, 전 세계적인 물의 고갈 또한 동물 사육에서 비롯된다고 해도 지나치지 않을 것입니다.

이것은 인류 전체의 생명을 위협하고 불평등을 조장하고 있습니다. 그 어느 때보다 합리적인 정신과 효율적인 시스템을 강조하는 현대 사회에서 이보다 더 큰 비효율이 어디 있을까 싶을 정도로 동물의 대량 사육이 우리에게 주는 폐해는 매우 크다고 할 것입니다.

이러한 실체를 파악하고 또한 그것을 보다 폭넓게 이해한다는 것은 매우 중요한 일입니다. 결국에는 인간의 건강을 해치고 환경을 파괴하며 생태계마저 교란하는데 언제까지나 집단 사육된 고기를 무차별적으로 즐길 셈인가요?

진정으로 자기 자신의 건강과 윤택한 환경을 생각한다면 방목해서 얻은 고기, 초식동물들이 풀을 뜯어먹을 수 있는 자연의 혜택, 각각의 동물들이 본래 자신들이 즐겨먹는 먹이를 먹어가며 만들어낸 고기들을 우리의 어린 시절처럼 귀하게 비상 식품 정도로 먹어야 하지 않을까요?

이처럼 육식 섭취를 줄이고 통곡과 채식 위주의 식사를 하는 것은 단순한 건강법 이상의 의미를 지니고 있습니다. 올바른 식생활의 실천은 결국 생명을 존중하고 환경을 살리며, 인류가 더불어 공존하게 하는 힘을 지니고 있는 것입니다.

육식을 줄이고 채식을 해야 하는 또 다른 이유는 생명 사랑에 있습니다. 미국에서만 하루에 10만 마리 정도의 소들이 도살되고 있다고 합니다. 이 사육되는 생명들, 소·돼지·닭과 같은 가축들이 야생생물이 아니라고 해서 생명의 무게가 가벼운 것은 아닙니다. 최근 들어 건강에 대한 관심이 부쩍 높아진 탓인지, 100% 채식만 취급하는 전문 뷔페가 곳곳에 생겨났습니다.

명상과 종교단체가 운영하는 이 식당은 상추, 배추, 호박잎, 치커리, 샐러드 모음을 내놓고 햄, 탕수육 등도 모두 식물성 단백질로 만듭니다. 심지어 김치조차 젓갈을 넣지 않는다고 합니다. 채식 전문 뷔페는 일반인들의 채식에 대한 관심이 높아갈수록 성황을 이룰 것입니다. 육식 중심의 식단을 채식 위주의 식단으로 바꾸어야 할 이유는 분명합니다.

우리는 미래의 지구와 후손들을 위하여 보다 발전적이고 긍정적인 방향으로 의식을 전환하여야 합니다. 영혼, 마음, 몸의 총체적 차원에서의 변화가 필요할 것입니다. 그러므로 눈앞의 이익이나 개인의 탐욕보다는, 대중의 이익을 추구하는 양심적인 정치와 경제문화가 정착이 되어야 할 것으로 보여집니다.

* **공양게송**

　"이 음식이 어디서 왔는가

　내 덕행으로 받기가 부끄럽네

　마음의 온갖 욕심 버리고

　건강을 유지하는 약으로 삼아

　진리를 실현하고자 이 음식을 받습니다"

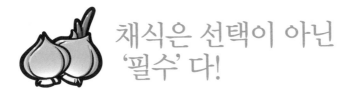

# 채식은 선택이 아닌 '필수' 다!

2006년 독일 월드컵을 앞두고 독일에서는 과연 월드컵을 진행할 수 있을까 심각한 고민을 했다고 합니다.

왜냐하면 조류독감의 위험성 때문이었습니다. 실제로 조류독감이 전세계를 휩쓸 경우 지구 인구의 1/3 이상이 죽을지도 모른다는 연구결과가 있습니다. 지금 지구에서는 명상단체, 환경단체, 채식단체들이 서로 협력하여 환경과 동물보호, 기아해결, 전염병 예방 등에 관하여 대책을 강구하며 다각도로 연구하고 있습니다. 의식있는 연예인, 스포츠인, 정치인, 의사, 과학자 등도 적극 참여하고 있다고 하니, 이런 끔찍한 일은 일어나지 않기를 기원해 봅니다.

지구의 여러 가지 문제들을 해결하기 위한 근본 대안책으로 많은 연구기관들은 채식을 권유하고 있습니다. 채식은 21세기를 대표하는 문화로서 서서히 전세계적으로 확산되고 있습니다. 채식은 선택이 아닌 지구생명체의 필수가 될 것으로 보여집니다.

그러므로 채식전문식당, 채식베이커리, 채식식품전문점, 채식제품공장, 채식요리학원, 채식도시락, 채식급식소, 채식영양연구소, 채식식이요법지도사 등은 무한한 발전가능성을 갖고 있습니다.

오늘날은 많은 사람들이 서로 정보를 공유하며 협력하는 공동체의식을 갖고 있습니다. 글로벌적 유대감으로 인하여 올바른 정보들이 이제는 대중들에게 알려지기 시작했습니다.

채식! 질병 있는 사람들이 하는 식사!
수행하는 사람들의 식사!
이러한 인식에서 탈피하여 지구문제의 해결사로 부상하고 있으며, 예방의학으로써의 가치를 인정받고 있습니다. 의사들의 처방전에도 이제는 천연야채와 과일농축캡슐이 자리잡고 있다고 하니 반가운 일이 아닐 수 없습니다.

채식은 이제 유망한 사업트렌드로서, 21세기를 주도할 문화로 인정받고 있습니다. 지구의 환경, 동물보호, 질병 등과 밀접하게 연결되어 있는 채식! 여러분의 선택에 지구의 미래와 자녀들의 건강이 달려 있습니다.

쇠고기로 만든 햄버거와 샌드위치 대신 콩으로 만든 햄버거와 샌드위치는 영양과 맛 면에서도 모두 뛰어납니다. 광우병이나 조류독감 걱정도 없으며 환경을 보호하고 건강도 지킬 수가 있으니 일석삼조라고  할 수 있지요!

콩으로 만든 스테이크와 버섯으로 만든 탕수육, 콩불고기와 채식자장, 두부로 만든 강정과 케이크, 계란을 넣지 않은 구수한 빵들, 야채로 만든 각종 샐러드와 과일로 만든 상큼한 소스 ! 생각만 해도 군침이 돌지 않습니까?

건강이 살아 숨쉬는 식사, 맛과 영양이 풍부한 채식의 바다로 오십시오. 환경의 파수꾼, 수험생의 집중력 향상, 동물들과의 친밀성, 마음의 평화 등 다양한 자연의 선물이 여러분을 기다리고 있습니다. 선견지명이라는 말이 있습니다. 채식의 거센 바람이 불기 전에 가벼운 미풍이 불고 있습니다. 머지않아 채식의 미풍은 지구를 적시는 비가 되어 내리지 않을까 합니다. 여러분의 현명하심을 믿습니다.

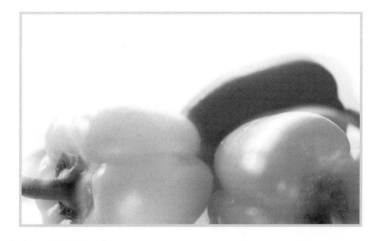

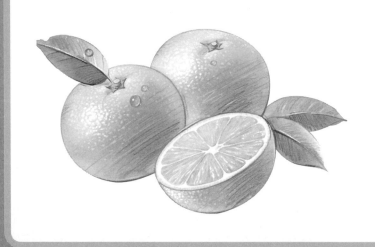

## 제 4 장

# 내 몸에 좋은 채식
# 실천하는 요령

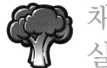# 채식을
실천하려면…

　막상 채식을 실천하려고 하면 어디에서 무엇부터 시작해야 할지 막막할 것입니다. 하지만 선입견을 버리고 고정된 편견만 버린다면 채식은 의외로 쉽고도 간단합니다. 가장 쉬운 요리법은 우선 여러분이 드시는 식단에서 고기와 생선, 계란 등을 빼고 요리하시면 될 것입니다.

　그렇지만 두부와 버섯을 넣은 된장찌개의 맛은 일품이며, 감자·버섯·양파·양배추를 넣은 자장의 맛 또한 환상적입니다. 두부와 버섯을 넣은 채식스테이크는 부드러움과 담백함이 감돌고, 두유와 각종 견과류는 천연지방으로서 동맥경화나 비만의 위험도 없으니 안심하고 먹을 수 있습니다.

　육식의 습관이 남아 있다면 버섯과 콩단백을 이용한 요리를 해 드시면 됩니다. 채식하는 시간이 많아질수록 점점 천연 그대로의 야채와 과일을 좋아하게 되니, 요리하는 시간과 노동, 그리고 설거지

양의 감소, 재료비의
절감 등 부수적인 많은
이로움도 있습니다.

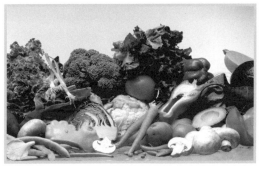

　콩스테이크, 콩까
스, 채식만두 등을 판
매하는 식당들도　성업 중에 있으니, 채식요리를 배우고자 한다면
조금의 정성과 노력이 있으면 될 것입니다.

　인터넷을 이용하여 채식요리법을 배울 수도 있으며, 이미 많은
채식요리책자도 출판되어 있습니다. 채식요리 강좌도 찾아보면 모
집하는 곳이 분명 있으리라고 믿습니다. 외국 중 대만은 가장 앞선
채식문화를 갖고 있으며, 다양한 종류의 채식제품과 기구들이 나와
있습니다. 앞으로 채식사업에 관심이 있다면　견학을 다녀오는 것도
큰 도움이 될 것입니다.

　그 외에도 미국, 영국, 싱가포르, 캐나다, 홍콩, 태국 등 많은 나
라에서 채식인구들이 증가 추세에 있으며, 채식식당과 제품들도 다
양하게 연구 개발되고 있는 실정입니다.


　채식으로 전환하기 위해서는 첫 번째로 왜 채식을 해야 하는가의
물음부터 스스로 던져보아야 합니다. 그래야만 채식을 하는 스스로
의 당위성이 생기고 다른 사람에게도 채식의 이로움을 알릴 수 있으
니까요!

동물의 생명보호, 기아의 해결, 질병의 개선 및 예방, 각종 환경 오염의 해결, 분쟁의 해소 및 도덕성의 회복, 의식의 향상으로 인한 지구의 평화 등 이 모든 것이 채식을 실천함으로써 얻어지는 유익함입니다. 채식은 지구 평화문의 만능키와도 같으니 나의 변화는 자신과 이웃 지구를 살리는 지름길입니다.

채식은
언제부터 하면 좋을까요?

가장 좋은 시기는 태아 때부터 시작하는 것이 좋습니다. 체질과 성격의 뿌리가 시작되는 시기이기 때문입니다. 태아는 임산부가 먹는 음식에 의해 양수의 질이 결정되어 태아에게 영양을 주게 되니, 육류로 인한 임산부의 양수와 혈액의 오염은 필연적으로 아이의 세포와 혈액을 오염시켜 심신의 부조화를 초래하게 됩니다. 성장 후의 성격과 체질은 태아와 유아시에 결정이 되는 것이니, 채식의 시작은 태아 때부터 시작되어야 하는 것입니다.

**채식을 하기 위한 좋은 방법이 있다면 어떤 것이 있을까요?**

채식식당 견학과 인터넷의 활용, 채식요리강좌 듣기, 채식동호회 가입, 채식서적과 채식요리책 읽기 등으로 이론과 실습을 겸비할 수 있습니다. 채식동호회에 가입하여 모임에 자주 참석하며 같은 길을 가는 동반자가 있다는 것은 큰 힘이 될 것입니다.

## 채식요리를 할 수 있는 방법이 있다면?

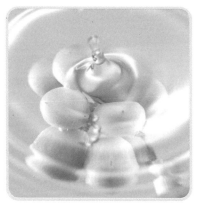

가장 쉬운 방법은 예전에 드시던 음식에서 육류와 생선 등을 빼시고, 대신 버섯과 콩단백, 밀단백 등을 넣어 조리하시면 됩니다. 화학조미료 대신 버섯가루와 다시마 가루, 야채가루, 야채 우린 물 등을 사용하시면 훌륭한 천연조미료가 됩니다. 만드는 법은 요리책이나 채식 사이트에 잘 나와 있으니 참고하시면 될 것입니다.

사실 우리가 맛있다고 느끼는 고기의 맛은 후추, 참기름, 깨, 간장, 마늘, 설탕의 합작품에 불과합니다. 콩단백이나 밀단백, 버섯 등에 위의 조미료들을 넣고 조리하면 동일한 맛과 향이 나게 됩니다.

하지만 앞의 조미료를 조금씩만 사용해서 조리를 해보면 재료 본연의 맛과 향을 느낄 수가 있습니다. 생강의 톡 쏘는 맛과 향, 미나리와 쑥갓의 향과 달콤한 끝맛, 버섯의 담백함과 구수함, 오이의 시원함과 약간은 아린 듯한 맛!

우리는 이것을 잊어버리고 오직 양념에 포장된 각종 육류와 인스턴트의 조작된 맛에 의해 천연의 맛을 잃어버린 것입니다. 백지 위에서라야 다양한 그림이 그려지듯이, 깨끗한 혀의 감각 속에서 재료 천연의 맛과 향을 느낄 수 있는 채식의 세계로 여러분을 초대하고 싶습니다.

**칼로리를 낮추고 건강에 도움이 되는 요리방법들~**

① 식용유 대신에 버섯과 다시마, 야채를 넣어 끓인 물을 사용합니다.

② 재료 천연의 맛을 느끼도록 양념을 적게 하면 과식을 방지할 수 있습니다.

③ 튀기거나 볶음보다 찜 요리와 생채가 건강에 유익합니다.

④ 화학조미료 대신에 천연조미료를 만들어 사용하면 좋습니다.

⑤ 해조류, 견과류, 야채, 과일, 잡곡을 잘 섞어 먹습니다.

⑥ 차를 즐겨 마시고 발효음식을 자주 먹으면 장수합니다.

⑦ 적당량의 허브와 약용야채를 샐러드로 가끔 먹습니다.

# 음식궁합이란?

이 지구상에 존재하는 모든 동물과 식물, 광물질은 고유의 에너지를 갖고 있습니다. 그러므로 제각기 빛깔과 모양을 달리하고 발현되는 소리도 다른 것입니다. 자연계에 존재하는 에너지는 평등하고 무소부재하지만 이것을 취하는 자연계의 존재들은 신이 부여한 각각의 창조 설계도에 입력된 프로그램(유전자 DNA)대로 움직여지고 있는 것입니다.

그러므로 식물도 씨앗의 내재된 정보에 의해 자연의 에너지를 취하고 있으며, 그 결과 다양한 빛깔과 형태를 내며 우리에게 아름다움을 선사하고 있는 것입니다. 그 형상과 빛깔, 향기 등은 자신의 특성을 나타내고 그 안에 내재된 에너지도 조금씩 다름을 표현하고 있습니다.

음식을 만들 때 이 점을 잘 응용한다면 좀 더 진화된 요리사가 될 것입니다. 이 점을 이용하여 인체를 치료하는 것이 각종 민간요법과 한의학이며, 신약의 원리이기도 합니다.

그 중에서 에너지가 조화롭고 중화된 것이 우리가 평소 섭취하는 음식의 재료들입니다. 음식 섭취는 소식과 채식으로써 인체에 활력을 주지만, 과식과 탁한 기운의 음식은 오히려 장부를 지치게 하고, 혈액을 탁하게 하여 각종 질병을 유발하는 것입니다.

따라서 음식의 궁합도 중요하지만 선행되어야 할 점은 정결한 음식의 섭취인 것입니다. 그리고 그 사람의 품성과 신체적 특성, 질병 등을 고려하여 음식궁합의 이치대로 요리를 해줄 수 있다면 금상첨화일 것입니다.

## ✽ 인스턴트식품은 왜 나쁜가?

① 보존기간을 길게 하기 위해 각종 첨가제와 나트륨, 방부제를 넣습니다.

② 열량은 높지만 무기질, 비타민은 낮아 비만이나 성인병을 유발합니다.

③ 맛을 내기 위해 정제 설탕과 지방을 많이 첨가합니다.

④ 소화력이 떨어지고, 각종 화학물이 인체 원기를 소모해 세포 노화를 촉진합니다.

⑤ 식품첨가물인 합성보존제, 발색제, 방부제, 산화방지제 등을 넣습니다.

⑥ 대장질환을 야기하여 혈액을 탁하게 합니다.
   (무월경, 조기폐경, 두통 유발)

⑦ 뼈가 약해지고 신장기능이 부실해집니다.
   (노폐물 제거를 위해 신장이 활동을 많이 하기 때문입니다.)

## ✳ 조미료의 전성시대

   조미료는 우리의 미각을 상실케 하고, 요리의 맛을 교묘히 위장하여 과식을 하게 합니다. 화학적인 성분으로 인체의 호르몬계를 교란시키고, 감정의 조화도를 깨뜨려버리니 우리의 식탁에서 멀리하여야 할 재료입니다.

   대신 천연의 야채와 과일, 견과류, 해조류 등으로 천연 조미료를 만들어 사용하면 건강에도 유익하고 잃어버린 재료의 맛을 음미하게 될 것입니다.

채식이 어려운 이유

채식을 실천함에 있어 처음 느끼는 가장 힘든 부분은 주위의 시선과 대인관계가 아닐까 생각해 봅니다.

아직은 우리사회에 채식문화가 보편화 되지 않았고 육류 중심의 접대문화이다보니 채식을 한다고 하면 주위의 시선이 곱지는 않습니다. 특히 직장생활을 한다거나 접대가 많은 영업직은 더욱 애로사항을 느낄지도 모릅니다. 하급직이라면 상사와의 관계가 불편해질지도 모릅니다.

필자 또한 이런 불편함을 경험해 보았기에 여러 가지 개선책을 강구하고 해결법을 강구해 보았던 것입니다.

첫째, 집으로 초대하여 채식요리를 보여주거나 채식식당에서 식사를 대접해 보는 것도 좋을 것입니다. 다양하고 맛있는 채식요리를 접하고 나면 인식이 많이 달라질 것입니다. 영양학적으로도 아주 우수하다는 당신의 적절한 안내는 더욱 채식으로 마음을 끌리게 할지도 모릅니다.

둘째, 채식을 한다고 해서 극단적인 태도를 취하는 것은 좋지 않습니다. 부득이한 경우, 예를 들면 건강상의 이유로 한약을 먹고 있다는 등의 부드러운 대응책이 좋을 것입니다. 그리고 채식을 하면 더욱 건강하고 일처리도 잘하며 대인관계도 좋다는 것을 스스로 보여줄 수 있도록 모범적인 생활인이 되어야 합니다.

셋째, 자신이 프리랜서이거나 리더경영자라면 좀 더 적극적으로 채식의 이로움을 피력하는 것도 좋을 듯합니다. 채식 안내책자, 비디오테이프 등을 선물하는 것도 좋을 듯합니다. 특히 채식을 실천하면서 위대한 업적을 남겼던 분들의 사례 설명은 신선한 충격이 될 것입니다.

요즘은 사람들이 인터넷을 잘 활용하고 있으므로 채식과 관계된 환경문제, 동물보호, 건강 등의 동영상을 권유해 보시면 좋을 듯합니다. 채식식당에서 맛있게 식사를 하며 건강한 모습과 최선을 다하는 사회생활, 당당하되 평화스런 당신의 태도에서 채식을 흠모하게 될지도 모릅니다.

넷째, 여러분이 종교인이라면 기도, 참선, 명상에 대해 얘기하며 채식과의 관계를 설명할 수도 있을 것입니다. 고대로부터 많은 성인들은 단식, 생식, 채식을 하면서 정진을 하신 기록들을 볼 수가 있습니다. 예수, 석가, 마호메트, 간디… 채식에 대한 확고한 개념과 자신감이 있다면 어떤 유혹에도 흔들리지 않을 것입니다.

채식을 왜 하는가에 대한 스스로의 자신감과 개념이 없다면 작은 유혹에도 무너져 버리고 말 것입니다. 채식은 아직 우리 사회에서 어려운 일인지도 모릅니다.  항상 선구자는 외롭고 힘이 듭니다. 그러나 지구와 후손들을 살리는 고귀한 행위이기에 큰 대의명분을 가지고 꿋꿋하게 해나가야 합니다.

# 영양만점 채식요리
# 맛내기 조미료 17가지

● 표고버섯

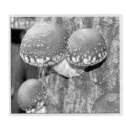

• 국물을 낼 때 – 마른 표고버섯을 물에 재빨리 씻어 건진 다음 따뜻한 물에 우린다.

• 가루로 이용하려면 – 손으로 작게 부수거나 달군 팬에 바싹 볶은 후 분말기에 곱게 갈아 가루를 내어 사용한다.

• 표고버섯은 된장찌개, 야채조림 등 찌개나 조림류에 널리 이용된다. 특히 중국식 국물요리에 넣으면 고기로 맛을 낼 때보다 국물 맛이 더욱 좋다.

• 마른 표고버섯 한 개를 우린 것보다는 가루를 내어 한 숟가락 넣는 것이 맛이 더 진하다.

• 기둥은 버리지 말고 따로 모아 두었다가 된장찌개에 넣어 사용

하고, 표고버섯 가루를 불고기 양념장에 넣으면 색다른 맛을 내기도 한다.

- 표고버섯 우린 물과 콩물, 간장을 같은 양으로 섞어서 국물이 1/3로 줄 때까지 조리면 맛과 영양이 아주 좋은 별미 간장이 된다. 냉장고에서 2주 정도는 안심하고 보관할 수 있다.

＊ 생표고버섯을 보관할 때는 가급적 줄기를 위로 가게 보관해야 한다. 그렇지 않으면 포자가 떨어지고 갓이 검게 변하며 맛이 나빠진다. 그리고 가급적 밀폐용기에 보관하는 것이 좋다.

## ● 참깨

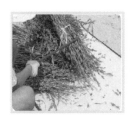

해독 및 보혈 기능이 있다.
찌개, 전골, 나물 등에 골고루 사용할 수 있다.

- **국물을 낼 때** – 참깨 가루를 만들어 3배의 물을 넣고 체에 거르면 깻국물이 된다.
- **가루로 이용하려면** – 깨끗이 씻어 일어서 타지 않게 볶은 후 분말기에 갈아 사용한다.

## ● 들깨

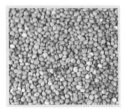 기운이 떨어졌을 때 기운을 내주고 입맛을 돋우어주는 들깨. 비타민 A, 비타민 E가 풍부해 미용에 아주 좋으며, 칼슘·철분 성분도 많아 영양식을 만들기에 아주 좋다.

• 즙을 내려면 – 들깨 1컵을 깨끗이 씻어 일어서 물 3컵을 넣고 믹서에 갈아 밭친다. 찌꺼기는 버리고 즙만 사용하는데, 색이 뽀얗다.

• 가루로 이용하려면 – 믹서에 갈아 밭친 들깨를 프라이팬에 볶아 분말기로 빻는다.

주로 나물이나 전골 요리에 이용하는데, 특히 고구마줄기나 우엉 등 섬유질이 많은 채소는 들깨즙을 넣어 요리하면 소화가 잘 된다.

• 서양식 샐러드에 간장소스와 함께 뿌려도 별미를 느낄 수 있고 추어탕이나 부대찌개에 넣으면 느끼한 맛을 제거해 주기도 한다.

• 단, 들깨즙과 들깨가루는 반드시 냉장 보관해야 한다.

## ● 콩가루

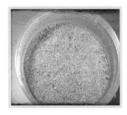 가루로 이용하려면 – 콩을 깨끗이 씻어 일어서 모래와 벌레 먹은 것을 골라내고 소쿠리에 건져 물기를 뺀 후 분말기에 갈아 사용한다. 약콩은 그냥 씻어 말린 후 가루로 만들

면 된다.

미숫가루나 콩국수에 넣어 먹으면 한 끼 식사로도 충분하다.

- 봄철 미각을 돋우는 달래, 쑥, 냉이 등을 씻어 날콩가루를 묻혀 끓는 육수에 넣어 끓이면 별미음식이 된다.
- 칼국수나 수제비 반죽에도 넣으면 고소한 맛이 살아난다.

### ● 다시마가루

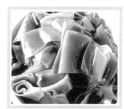 바싹 건조된 마른 다시마는 분쇄기로 가루를 낸다. 덜 건조된 것은 잘라서 팬에 살짝 볶아서 바싹하게 만든 후 가루를 낸다. 다시마가루는 찌개나, 조림, 무침 등에 쓰면 좋다.

또 마른 다시마는 그 자체로 국물 내는 요리에 매우 좋다. 국을 끓일 때 한 조각 넣거나, 밥을 할 때도 한 조각씩 넣는다.

다시마는 국물에 녹아서 좋은 맛을 내는 성분도 있지만 나쁜 맛을 내는 성분도 있다. 좋은맛을 내는 성분만을 빼고 나머지 불필요한 성분이 녹아나는 것을 막기 위해선 다시마를 처음부터 넣고 우려낸 후, 끓이지 않도록 해야 한다. 물이 끓기 전에 불을 줄여 은근하게 5분 정도 더 우려낸 후 다시마를 건져낸다. 다시마의 세포나 조직에는 채소에 있는 섬유나 세포를 연결하는 펙틴질이 섞여 있어서 가열을 계속하면 곧 조직이 허물어지고 나쁜 맛을 내게 된다.

## ● 생강가루

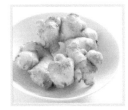

적당한 크기로 썬 생강을 물에 씻어 찜통에 넣고 쪄서 말린 후 가루를 낸다. 생강을 바로 갈아 음식에 넣고 오래 끓이면 약간 쓴맛이 나지만, 말린 가루를 넣으면 맛이 훨씬 산뜻하다. 매작과나 약과 등 한과를 만드는 데 주로 쓰이고, 된장찌개에 넣어도 좋다.

## ● 냉이가루

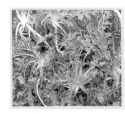

말린 냉이를 가루로 빻아 국수나 수제비 반죽에 넣어 색을 낸다. 냉이의 향도 좋지만, 눈을 맑게 하고 간 기능을 좋게 하는 데 효과가 있다.

## ● 현미쌀눈가루

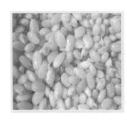

단백질, 비타민, 미네랄 등 영양분이 가득하다. 쌀 위에 얹어 밥을 짓거나 나물을 무칠 때 넣는다.

## ● 솔잎가루

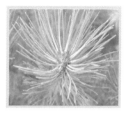

산소와 미네랄이 풍부해 피로를 빨리 회복시켜 준다. 특히 신경쇠약이나 불면증이 있는 사람에게 아주 좋다. 정과나 밀전병을 만들 때 섞어 푸른색을 내기도 한다.

## ● 은행가루

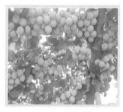

만성 기관지 천식의 기침을 억제하고 호흡곤란을 치료하는 데 탁월하다. 말려서 가루를 낸 후 전을 부칠 때 메밀이나 밀가루에 섞어 사용한다.

## ● 간장양념

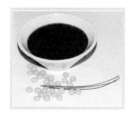

쉬운 것 같으면서도 늘 어려운 것이 양념장이다. 천연재료를 이용해서 한꺼번에 만들어 두고 사용하면 번거롭지도 않고 맛도 좋다.

## ● 조림간장

다시마, 무를 진간장과 함께 넣고 은근하게 40분 정도 우려낸다. 내용물을 버리고 요리에 첨가하면 일반 간장을 사용하여 요리하는 것보다 훨씬 깊은 맛을 낼 수 있다.

## ● 맛간장

맛간장은 소스나 구이 등에 두루 쓰이는 만능 간장이다.

생강 20g을 냄비에 담고 통후추와 물 2컵을 부어 끓인 후 절반으로 조린다.

여기에 간장 10컵과 설탕 1컵을 넣고 끓인다. 설탕이 다 녹으면 정종을 1컵 붓고 다시 끓인다. 끓으면 불을 끄고 깨끗이 씻어 얇게 썰어 놓은 사과 1개와 레몬 1개를 넣고, 뚜껑을 덮어 하루 동안 두었다가 사과와 레몬은 건져내고 밀폐용기에 담아 사용한다.


## ● 집청

재료 : 꿀(설탕), 물 1/2컵씩, 생강 20g, 통계피 1개, 대추 1~2개

생강은 껍질을 벗겨 깨끗이 씻어 편으로 썬 다음 냄비에 재료들을 한데 담고 은근한 불에서 국물이 미끈거릴 때까지 오래 끓인다. 너무 끓이면 달고 덜 끓이면 상한다.


## ● 고추기름

(향신기름 1½컵, 굵은 고춧가루 2/3컵)

향신기름은 50℃ 정도로 따뜻하게 데워 고춧가루에 붓고 섞어서 5시간 정도 불려 주걱으로 저어 이겨서 면보에 밭친다.

● 향신장

(진간장 2컵, 설탕 1/2큰술, 향신즙 · 백포도주 · 꿀 1/2컵씩, 후
춧가루 약간, 마른고추 2~3개, 깻잎 5장, 물엿 2큰술, 생강 2개)

　냄비에 진간장, 설탕, 향신즙, 후춧가루, 마른고추, 깻잎, 물엿,
생강편으로 썬 것, 백포도주를 넣고 끓이다가 여기에 꿀을 넣고 2컵
이 되게 조린 다음 체에 밭친다.


● 향신기름

(식용유 2컵, 붉은고추 1~2개, 생강 2개, 깻잎 3~4장)

　고추는 반 갈라서 씨를 털어낸다. 마늘과 생강은 편으로 썰고 양
파는 곱게 채썰어 냄비에 담고 식용유를 부어 은근하게 끓인다. 채
소가 갈색이 나면 건져내고 기름은 식혀서 병에 담아두고 사용한다.


　➡ 이외에도 땅콩가루, 해바라기씨, 캐슈넛, 피스타치오 등을 부셔
놓으면 감칠맛과 고급스런 맛을 연출할 수 있다.

　➡ 그리고 음식의 맛을 더하는 향신즙을 만들어두면 좋은데 만드는
방법을 소개하면 다음과 같다.

　* 향신즙 재료: 무 300g　배 300g　생강 20g, 양배추 100g을
모두 믹서기에 갈아서 베보자기에 짜서 쓴다. 한 번 쓸 분량만큼씩 냉
동고에 얼려두면 간편하게 맛낼 수 있다.

# 영양만점 채식요리
# 맛내기 양념장&맛내기 소스

### ● 초고추장

재료 : 고추장 4큰술, 식초 2큰술, 설탕 2큰술, 사이다 2큰술

방법 : 볼에 고추장, 식초, 설탕을 분량대로 넣고 골고루 섞는다.
사이다는 꼭 섞어야 하는 건 아니지만, 고추장이 된 경우에
물 대신 넣으면 톡 쏘는 맛이 별미다.

사용 : 곤약회, 미역회, 두릅회, 알로에회, 브로콜리 데침 등에 사
용하면 좋다.

### ● 볶음 고추장 (약고추장)

재료 : 고추장 2컵, 베지버거 1컵, 참기름 1큰술, 다진 마늘 1작은
술, 설탕 물엿 1/4컵씩, 통깨 조금

방법 : 프라이팬에 참기름 1큰술을 두르고 베지버거 1컵에 다진 마
늘 1작은술을 넣어 볶는다. 고기가 익으면 고추장 2컵을 부
어 볶으면서 끓으면 물엿과 설탕을 넣고 한 번 더 끓인 다

음 통깨를 섞는다.

사용 : 밥에 비벼 먹거나 야채를 찍어 먹는다. 비빔밥용으로 그만!


● 쌈장

재료 : 된장 5큰술, 고추장 1큰술, 고춧가루 1큰술, 다진 양파 3큰
　　　술, 다진 마늘 1큰술, 베지버거 1큰술, 다시마물 2큰술, 깨
　　　소금, 참기름, 다진 청홍고추 1큰술

방법 : 다진 양파와 베지버거, 다진 마늘을 약간의 참기름을 두르
　　　고 먼저 볶다가 나머지 재료를 넣어 볶는다. 불량식품이지
　　　만 콜라를 넣어주면 맛이 별미다.


● 채식마요네즈

재료 : 두유 반 봉지, 현미유 반 컵, 식초 반 컵, 설탕 4큰술, 찐 감
　　　자 2개, 소금 1/3작은술

방법 :  믹서에 모든 재료를 넣어 갈면 된다. 단 찐 감자는 넣어가
　　　면서 농도를 조절한다.

사용 : 과일샐러드, 야채소스, 빵에 발라 먹거나 각종 요리에 활용
　　　하면 OK!


● 채식마요네즈 쌈장

재료 : 된장 4큰술, 고추장 2큰술, 채식마요네즈 1큰술, 마늘, 파,
　　　깨소금, 참기름

방법 : 된장, 고추장에 채식마요네즈를 넣어 골고루 혼합해 마요
네즈쌈장을 만든다.

사용 : 각종 쌈에 넣어 먹거나 생야채를 찍어먹는 소스로 이용한
다.


● 고추기름간장

재료 : 간장 2큰술, 고추기름 1작은술, 식초 약간

방법 : 대파, 마늘, 생강을 채썰어 볶다가 고춧가루1 + 기름 1을 넣
고 타지 않게 볶아 향긋한 향이 나면 채에 걸러 고추기름을
만든 다음 간장에 고추기름과 식초를 넣어준다.

사용 : 간장에 고추기름을 넣으면 칼칼한 맛이 나기 때문에 느끼한
중국 음식을 찍어 먹으면 맛이 개운해진다. 탕수육 등에 사
용하면 좋다.


● 양념 간장

재료 : 간장 4큰술, 설탕 1큰술, 고춧가루 1큰술, 다진 파 1큰술, 다
진 마늘 1작은술, 깨소금 1큰술, 참기름 2작은술

방법 : 간장에 다진 파, 마늘, 깨소금, 참기름, 고춧가루를 넣고 골
고루 섞는다.

사용 : 묵무침, 야채 등을 날로 무쳐 먹을 때 쓴다.

## ● 달래간장

**재료** : 간장 4큰술, 송송 썬 달래 2큰술, 다진 풋고추, 붉은 고추 1
큰술씩, 깨소금, 참기름 약간씩

**방법** : 간장에 송송 썬 달래, 다진 풋고추와 붉은 고추, 깨소금을
넣는다. 마지막으로 참기름 몇 방울을 넣고 잘 섞는다.

**사용** : 무국, 콩고기 맑은 국 등 맑은 국물의 국수나 탕 등에 곁들
이면 잘 어울린다. 콩나물밥을 먹을 때 곁들여도 맛있다.


## ● 향신간장

**재료** : 간장 2컵, 설탕 · 향신즙 · 백포도주 · 꿀 큰술씩, 마른 고추
2~3개, 깻잎 5장, 베지비프 100g, 물엿 2큰술, 생강 2개, 후
춧가루 약간

**방법** : 냄비에 꿀과 베지비프를 뺀 모든 재료를 넣고 끓으면 베지
비프를 넣어 약한 불에서 은근히 끓인다. 꿀을 넣고 조금
더 조려 불을 끄고 식힌 뒤 체에 밭쳐 병에 담아 냉장 보관
한다.

**사용** : 나물을 무칠 때, 각종 양념장을 만들 때, 조림, 볶음 등 간
장을 넣어야 하는 요리에 일반 간장 대신 넣으면 별다른 양
념을 하지 않아도 깊은 맛이 난다.


## ● 향신즙

**재료** : 배 · 무 · 양파 · 마늘 200g씩, 생강 10g으로 즙을 낸 것.

향신즙은 콩단백이나 곤약 등의 밑간을 할 때 사용해도
좋다.


● 참깨소스 (샤브샤브소스)

재료 : 간장 2큰술, 식초 2큰술, 토마토케첩 2큰술, 양파즙 2큰술,
청주 1큰술, 고추기름 1큰술, 다진 마늘 1큰술, 참깨 3/4컵,
땅콩버터 1/2컵, 다시마국물 3/4컵, 소금.

방법 : 분말기나 커터기에 볶은 참깨를 곱게 간 후 땅콩버터, 간
장, 맛술, 식초, 고추기름(라유), 양파즙, 간 마늘, 토마토
케첩, 다시마국물을 넣어 잘 혼합한 후 소금으로 간을 맞
춘다.

사용 : 밀고기 샤브샤브소스로 먹는다.


● 생강장

재료 : 간장 1컵, 다시마 국물 1컵, 청주 1컵, 생강즙 3큰술, 마늘 3
쪽, 대파 1뿌리

방법 : 재료를 모두 넣고 끓으면 불을 약하게 줄여 처음 재료 총분
량의 1/2이 되도록 조려 면보자기에 걸러낸다.

사용 : 구이용 간장으로 장기간 보관하고 사용할 수 있으며 콩단
백을 30분 정도 재운 다음 꼬치구이 등 각종 볶음으로 해
먹어도 맛있다.

● 초간장 (산 바이스)

재료 : 다시물 3큰술, 간장 1큰술, 식초 1큰술, 설탕 1 작은술

방법 : 그릇에 간장, 설탕, 식초를 넣고 골고루 섞는다. 잣가루나 깨소금으로 맛을 더하기도 한다. 만두 같은 음식을 먹을 땐 고운 고춧가루, 후추를 섞기도 한다.

사용 : 각종 부침에 곁들어 먹는다.


● 집청

재료 : 꿀 1/2컵, 물 1/2컵, 생강 20g, 통계피 1쪽, 대추 1~2개

방법 : 냄비에 꿀과 물을 붓고 생강, 대추, 계피를 넣은 뒤 은근한 불에서 미끈거릴 때까지 오래 끓인다.

사용 : 주로 떡을 할 때 많이 활용한다. 떡의 소를 만들 때 설탕 대신 넣으면 좋고 쪄낸 떡의 겉면에 조금 바르면 떡이 잘 굳지 않고 부드럽다. 또 한과나 약과 등을 만들 때 넣거나 겉면에 바르기도 한다. 전통차를 마실 때 설탕 대신 넣어도 그윽한 향이 좋다.


● 겨자 소스

재료 : 식초 1큰술, 설탕 0.5g, 소금 0.3g, 발효겨자 1큰술, 다진 마늘

방법 : 식초, 설탕, 소금을 먼저 섞고 발효겨자, 마늘순으로 섞어준다.

방법 : 각종 냉채

## ● 겨자초간장

재료 : 갠 겨자 3큰술, 땅콩버터 1큰술, 레몬즙 1큰술, 간장 1작은
술, 설탕 2큰술, 식초 2큰술, 소금 1작은술, 실파, 참기름

방법 : 겨잣가루를 따끈한 물로 되직하게 반죽하여 랩이나 뚜껑을
덮고 뜨거운 곳에 10분 정도 두어 발효시킨 후(전자렌지),
따끈한 물을 부어 3분 정도 두었다가 물을 따라낸다. 갠 겨
자에 레몬즙, 간장, 설탕, 식초, 소금, 참기름을 넣어 잘 혼
합하여 겨자초장을 만든다. 농도조절은 다싯물이나 생수,
혹은 두유를 이용한다.

사용 : 양장피, 구절판, 탕평채, 냉채류 등에 곁들인다.


## ● 겨자 마늘 초간장

재료 : 갠 겨자 3큰술, 설탕 2큰술, 식초 2큰술, 다진 마늘 1큰술,
간장 1작은술, 소금 1작은술, 참기름

방법 : 마늘을 입자가 있도록 곱게 다져 겨자초장에 넣어 혼합해
겨자마늘초장를 만든다.

사용 : 겨자채나 냉채류에 쓰인다.

응용 : 겨자잣소스-겨잣소스에 잣을 곱게 다져 혼합한다.
겨자땅콩소스-겨잣소스에 땅콩을 곱게 다져 혼합한다.


## ● 사과즙 겨잣소스

재료 : 사과즙 3큰술, 식초 3큰술, 설탕 1큰술, 다진 마늘 1큰술,

겨자갠 것 1큰술

방법 : 사과 간 것에 나머지 양념재료를 넣어 잘 섞는다. 오렌지즙
　　　을 사용해도 좋다.

사용 : 냉채에 곁들인다.


● 마늘소스

재료 : 다진 마늘 1큰술, 다싯물 2큰술, 식초 2큰술, 설탕 1큰술,
　　　소금 1작은술, 참기름 1작은술

방법 : 마늘은 입자가 있도록 곱게 다진다. 다싯물에 다진 마늘,
　　　식초, 설탕, 소금, 참기름을 넣고 혼합한다.

사용 : 냉채에 곁들인다.

# 완전한 채식인을 위해
# 금하는 식품 및 성분

● **일체의 육류 및 이를 원료로 사용한 가공품**

  – 즉석카레, 즉석국, 조미료


● **어류, 패류 등의 해산물**

– 어류와 패류를 원료로 한 젓갈과 가공품, 반찬류

– 명란, 캐비어, 스쿠알렌 등의 알류와 가공품, 약품

– 오뎅, 핫도그, 어묵

– 가끔 된장, 고추장에 동물성 가루나 기름 등을 넣기도 함.


● **동물성 알**

  – 계란, 메추리알

  – 알을 원료로 한 빵, 빵가루, 도넛, 꽈배기(빵을 부드럽게 하기
    위해 계란이 거의 모든 빵에 사용됨)

  – 아이스크림과 그에 붙은 과자에 계란성분이 들어감.

  – 일부 제과점의 찹쌀떡에 계란 흰지질이 들어감.

  – 레시틴(계란 노른자에 들어있는 인지질 성분)

● **동물성 기름**

- 우지, 돈지, 동물성 쇼트닝, 이를 원료로 튀긴 과자제품
- 동물성 정제 가공 유지
- 라아드(돼지비계를 정제한 것, 쇼트닝으로 사용됨)
- 레닌, 렛넷(송아지 위에서 추출한 효소로 응고작용을 함. 피자
  치즈에 들어있음)
- 동물성 프리마

● **동물성분이 함유된 약재, 과자**

- 녹용, 웅담, 우황, 사향, 지네, 거북......
- 우황청심원, 고호환 등의 한약탕에 동물성이 들어가 있으니
  유의
- 각종 건강보조식품(예: 스쿠알렌, 동물성 칼슘제, 소뼛가루,
  멸치가루 등)
- 동물성 젤라틴
- 술, 담배, 마약, 음란물

tip

# 채식을 돕는 채식 물품들

- 채식고기류(밀과 콩을 원료로 만듦)
  불고기맛, 닭고기맛, 스테이크맛, 햄, 생선맛......
- 채식라면류, 채식과자류, 채식빵, 채식만두
- 건조 콩단백, 글루텐, 콩치즈, 채식조미료, 죽염, 연자죽
- 차, 허브, 건강 제품류(숯, 식이음료, 건강음료, 숯안대....),
  생식가루
- 무알코올 맥주, 무알코올 샴페인
- 무공해세제, 샴푸, 비누 등 그 외 다수

# 전국채식식당 스페셜 리스트

## ● 뉴스타트 건강식당 · 건강식품

뉴스타트(NEWSTART)는 건강식(Nutrition), 적당한 운동(Exercise), 맑은 물(Water), 햇빛(Sunlight), 절제(Temperance), 맑은 공기(Air), 휴식(Rest), 신뢰(Trust in God), 이 8가지의 영문 머리글자를 모아 만든 새로운 단어이다.

뉴스타트 이론에 의하면 이 8요소는 손상된 유전자를 회복시켜 잃었던 생명을 되찾고 새로운 삶을 누리게 하기 위해 필요한 가장 근본적인 요소라고 말한다.

뉴스타트 건강식당은 이러한 건강원리를 실천하는 요람이다. 채소로 만든 음식이 주메뉴이고 또 철저하게 천연조미료만을 사용하는 곳이다.

주요 메뉴는 현미김밥과 단호박죽, 국, 브로콜리 양송이버섯, 양배추말이, 야채샐러드, 버섯야채 스파게티 등 야채로 다양한 요리를 선보이고 있다. 또 하나 신기한 것은 단백질인 글루텐 가루로 만든 밀고기는 쫀득쫀득 부드러운 불고기맛으로 입맛을 사로잡는다.

무엇보다 콩과 견과류, 씨앗 종류도 메뉴로 나와 채식을 할 경우 걱정되는 단백질이나 지방 성분의 결핍을 해결하고 있다.

♠ 주소 : 서울시 강남구 대치동 897-13 남곡빌딩 2층
♠ 전화예약 : 02-565-4324
♠ 영업시간 : 점심 11:30~3:00 저녁 18:00~20:00
♠ 위치 : 지하철 2호선 선릉역 2번 출구 모닝글로리 옆 한국학원 골목으로 들어가 오른편으로 네 번째 건물 2층

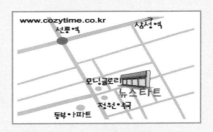

## ● SM 채식뷔페

고기, 젓갈, 생선, 계란, 우유는 물론 어떤 동물성분도 포함되지 않은 비건(Vegan)이며 천연 조미료만 사용하는 것으로 유명하다. 젓갈없이 담근 김치, 콩단백 갈비찜과 불고기, 버섯을 이용한 비빔밥, 순두부 채식계란찜, 정화작용이 있는 연자죽, 콩단백 샤브샤브 등 채소로 이뤄진 다양한 요리를 맛볼 수 있다.

♠ 주소 : 서울시 강남구 개포4동 1229-10번지
♠ 전화예약 : 02-576-9637~8
♠ 영업시간 : 점심-12:00~2:30 저녁-오후 6:00~9:00

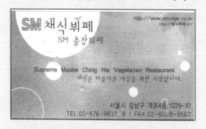
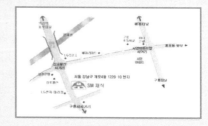

## ● 효소원 방배 본점

전체 60석 규모의 뷔페식 채식식당으로 효소원의 제품 현미식초와 토판염, 천일염 등 제품들도 취급하고 있다. 주방과 식당을 유리로 처리하여 식당에서 주방 안을 볼 수 있는 오픈키친으로 되어 있다.
현대인이 필수로 먹어야 하는 현미와 유산균이 풍부한 생청국장, 신선한 계절 채소, 국산 통곡류, 살아있는 발효식품으로 음식을 만들어 제공하고 있다.
불에 굽고, 지지고, 튀기는 음식은 최대한 자제하였고 찌고, 삶고, 데치는 조리법과 생채식 요리를 제공하여 음식물이 잘 소화 흡수될 수 있도록 신경 쓴다. 또한 사계절 따뜻하고, 덥고, 서늘하고, 추운 기후에 맞는 적절한 식재료를 사용하고 계절에 알맞은 조리법으로 몸에 좋은 음식을 만든다고 한다.

♠ 버 스 : 363, 461, 641, 5413
♠ 지하철 : 2, 4호선 사당역 13번 출구 도보 5분
♠ 전 화 : 02) 584-1820
♠ 주 소 : 서초구 방배2동 475-31 1층

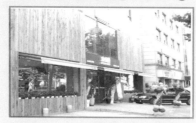
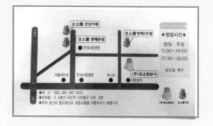

내 운명을 바꾸는 채식의 비밀

## ● 러빙헛

육류나 생선은 물론 우유제품이 전혀 들어가지 않은 순 100% 비건 레스토랑이다.
특히 러빙헛은 "매일 먹는 음식을 통해 지구 온난화를 극복하자"는 취지에서 출발한
채식 패스트푸드점이어서 이채롭다.
러빙헛의 주메뉴는 콩단백을 이용한 황금커틀릿, 채식불고기, 짬뽕, 볶음밥의 식사류
와 햄버거, 샌드위치, 샐러드류 등 세트메뉴, 한천으로 만든 푸딩 등 다양하다.
무엇보다 채식이지만 외형상으로는 전혀 채식으로 이루어진 식단이라고는 눈치채지
못할 정도여서 폭넓은 사랑을 받고 있다.

♠ 주소 : 부산시 부전동 197-1번지 1층
♠ 전화예약 : 051-808-7718
♠ 영업시간 : 오전 11:00~오후 21:00

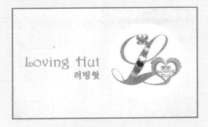

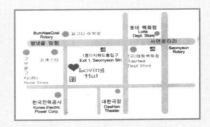

## ● 충남 아산의 러빙헛아산점

아산 시내에서 당진쪽으로 나가다보면 순수채식전문점 러빙헛 아산점.
전부 유기농이고 완전채식(vegan)이다. 식자재 구입할 때 이것저것 따지는 것은 물
론이고 기성제품을 사용할 경우에 단순히 성분표기뿐 아니라 그 표기된 성분이 어디
서 왔는지까지 따져본다고 한다. 일부 제품은 OEM식으로 맞춤 생산한다고.

♠ 주소 : 충남 아산시 영인면 아산리 44-7 (나드리 주유소)
　　　　평택호 관광단지, 영인사 자연휴양림 근처
♠ 전화 : 041-544-2237, 010-9922-7440

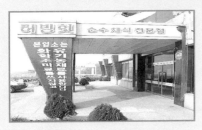

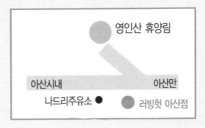

## ● 중화요리 신동양

화교 3대에 걸쳐 40여 년간 운영되고 있는 전통 중화요리 전문점.
북경식이 주이며, 대만, 사천, 채식 등 각 지역의 다양한 맛을 맛볼 수 있다.
한국관광공사와 문화관광부가 주관하는 중국관광객 우수 전문 식당으로 선정되기도
한 신동양은 정통 중화요리의 진수를 맛볼 수 있다.
특히 채식이 가능한 중화요리 전문점이기도 한데 모든 채소와 곡물을 이용한 음식
섭취가 가능하다. 오신채를 제외한 다양한 채식요리를 선보이고 있어 기름지고 느끼
한 맛 대신 담백하고 개운한 별미를 즐길 수 있어 인기가 높다.

♠ 주소 : 서울 영등포구 여의도동 35-5(여의도 종합상가 5층)
♠ 전화예약 : 02-782-1754
♠ 영업시간 : 오전-11:00~2:30 오후-5:00~10:00

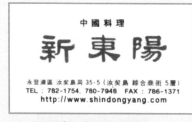

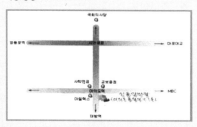

## ● 뜰안채 채식뷔페

천안IC에서 나와 우측으로 입장/안성 방면으로 가다가 호서대/상명대 입구로 따라
들어가다 보면 태조산 입구 안서동 호서대 방향으로 가는 길, 좌불상 가기 전 좌측
에 위치한 '뜰안채'는 1인 1만 원으로 다양한 채식을 즐길 수 있는 곳이다.
음식 종류는 들깨국물, 조랭이떡국 등 어른이 좋아할 만한 음식은 물론 채소를 재료
로 돈가스 맛이 나도록 만든 음식 등 어린이가 좋아할 만한 음식이 풍성하게 준비돼
있다. 채식뷔페이기 때문에 콩 종류를 이용해 고기 맛을 내기도 하고, 아이들 입맛에
맞춘 채소 샌드위치 등을 마련해 놓아 채소를 먹기 싫어하는 아이에겐 색다른 경험
이 될 수 있다. 이곳은 뷔페식당이기 때문에 점심과 저녁에 3시간씩만 열므로 영업
시간을 필히 확인하고 가야 한다. 점심은 낮 12시부터 오후 3시까지, 저녁은 오후 6
시부터 밤 9시까지 운영한다.

♠ 영업시간 : 점심 - 12시~15시 / 저녁 - 18시~21시 / 정기휴일 - 매월 셋째주 일요일
♠ 주소 : 주소 충남 천안시 안서동 141번지
♠ 전화 : 041-567-5879

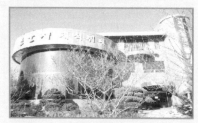

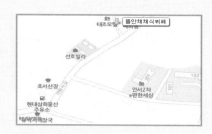

내 운명을 바꾸는 채식의 비밀

● 정통 중국 요리 **태화원**

인천 차이나타운에 위치한 태화원은 향토자장, 사천탕수육, 해물누룽지탕 등으로 사랑받는 중국요리 전문점이다. 이 중에서 향토자장은 1998년 인천시에서 향토자장 지정업소로 선정될 만큼 그 맛이 특별하다는 평가를 받고 있다.

특히 태화원은 채식요리를 맛볼 수 있는 중국요리 전문점이기도 하여 이채롭다. 돼지고기, 닭고기, 쇠고기 등 육류를 전혀 사용하지 않고 콩, 표고버섯, 두부, 찹쌀, 감자 등을 주원료로 하여 다양한 요리를 선보이고 있다.

콩으로 햄을 만들고 두부로 고기 맛을 낸다. 순수하게 식물과 채소류만으로 요리를 만들지만 다양한 고기의 맛을 그대로 느낄 수 있어 사랑받고 있다.

특히 매콤하고 씹는 맛을 내는 채식 탕수육과 각종 야채를 생선모양으로 재현한 채식 생선요리는 신선하고 깔끔해 식도락가들의 찬사가 이어지고 있다.

이외에도 콩으로 닭고기 맛을 낸 라조육, 당면과 각종 야채를 볶아 만든 춘권, 두부와 볶은 야채를 넣고 대만 고추장인 두반장으로 양념한 마파두부 등도 독특한 별미식으로 인기를 모으고 있다.

♠ 주소 : 인천광역시 중구 선린동 22번지
♠ 전화예약 : 032-766-7688
♠ 영업시간 : 오전 11:00~22:00

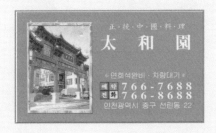

## ● 오세계향

서로 돕고 사랑하며, 평화롭게 사는 세상, 영적으로 더욱 고양된 세상은 채식뷔 페 오세계향이 지향하는 세상이다. 오세계향은 우리가 먹는 음식을 채식으로 바 꾸면 그런 세상을 만들 수 있다고 확신한다. 무엇보다 채식뷔페 오세계향은 채식 전문기업 베지푸드에서 직접 운영하고 있어 믿을 수 있고, 100여 가지의 환상적 인 채식요리들로 사람들의 입맛을 사로잡고 있다. 채식 콩고기를 이용한 채식 갈 비찜, 매실탕수채, 채식초밥, 양장피, 황제버섯회 등 그 종류도 다양하다. 동, 서 양의 요리들을 총망라하고 있기 때문이다. 특히 국내에서는 쉽게 접할 수 없는 비건용(Vegan) 쿠키, 채식빵, 케이크들이 준비되어 있어 이채롭다. 기존 채식요 리의 틀을 깨고 다양한 맛과 영양을 지닌 웰빙요리를 선보이고 있는 오세계향. 현재 서울 광진구 구의동에 위치한 아차산 채식뷔페 오세계향과 서울 인사동에 위치한 채식전문점 인사동 오세계향이 성황리에 영업 중이다.

### 오세계향 (아차산 채식뷔페)
♠ 주소 : 서울 광진구 구의동 53-10(아차산역)
♠ 전화예약 : 02-453-2112   ♠ 가맹점 문의 : 031-591-4181
♠ 영업시간 : 오전 12 : 00~15:00 오후 18:00~21:00

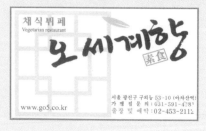
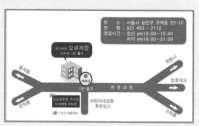

### 오세계향 (인사동 채식요리점)
♠ 주소 : 서울 종로구 관훈동 59(인사동)
♠ 전화예약 : 02-735-7171   ♠ 가맹점문의 : 031-591-4181
♠ 영업시간 : 오전 12:00~15:00 오후 18:00~21:00

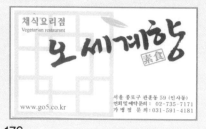
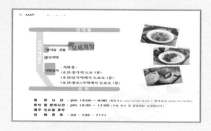

내 운명을 바꾸는 채식의 비밀

## ● 인도 네팔 음식점 "옴레스토랑"

안도 네팔 음식은 거의 모든 주원료가 웰빙식이라고 해도 과언이 아니다. 우리가 잘 알고 있는 카레는 인도 네팔의 대표적인 음식 중 하나다.

카레의 주재료인 강황은 최고의 웰빙식품으로 전세계적인 인기를 모으고 있는데 실제로 강황 속에 들어있는 커큐민(curcumin)이라는 성분은 우리 몸을 따뜻하게 하고 활성산소를 줄여 성인병을 예방하며, 항암효과가 있는 것으로 알려져 있다. 그 결과 전립선암을 억제하고 알츠하이머병에도 좋으며 염증을 줄여주는 효과가 있기도 하다.

특히 채식주의자들이 유난히 많은 인도 네팔 지역 사람들은 일상생활 속에서 식품을 통해 병을 예방하는 것이 약을 먹는 것보다 훨씬 더 부작용이 적다고 믿고 있고, 이 같은 생활방식을 고수한다. 그런 탓에 어떤 것을 먹느냐 하는 문제는 매우 중요하게 생각한다. 따라서 식품 하나하나가 건강식이고 웰빙식이어서 인도 네팔 음식이야말로 참살이의 대표격이라 할 수 있다.

"옴레스토랑"은 인도 네팔 음식의 진수를 맛볼 수 있는 곳이다. 직접 화덕에서 구워나오는 "난"과 각종 콩류로 만들어진 카레는 모두 유기농 재료로 만들어져 독특한 별미를 제공한다. 또한 우유를 발효시켜 만든 "라씨"는 독특한 맛으로 입맛을 사로잡고 있다.

단순히 식사를 하는 레스토랑이 아니라 인도 네팔 문화도 함께 접할 수 있는 곳 "옴레스토랑". 여기서 말하는 "옴"이라는 문자는 고대 산스크리트어로 "신을 환영한다."는 의미를 담고 있다고 한다.

♠ 주소 : 서울 종로구 삼청동 125-1번지 대화빌딩 2층
♠ 전화예약: 02-730-8848
♠ 영업시간 : 오전 11:00~23:00
♠ www.omfood.kr

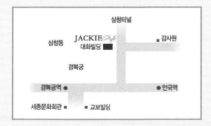

# 전국채식식당리스트

● **감로당 채식식당**

☎ 02-3210-3397 = 채식, 사찰식

\*위치 : 서울 종로구 화동 87-1

가격은 18,000원 이상~ 3만원 대, 5만원 대

http://www.sachalfood.com

● **뉴스타트 채식레스토랑뷔페**

☎02-565-4324 =채식

\*위치 : 서울특별시 강남구 대치동 897-13 남곡빌딩 2층

\*메뉴 : 30여 가지의 채식메뉴 제공하며 점심, 저녁식사, 금요일 저녁과 매주 토요일 휴무.

www.newstartvege.com

● **고갯마루**

☎02-951-8790 = 사찰음식

\*위치 : 서울시 노원구 상계동

\*사찰음식 전문식당으로 무기질의 보물창고라는 연꽃의 씨로 만든 연자죽이 유명하다. 특히 연자죽은 기침에 효과가 있어 환절기에는 여러 그릇을 주문해 먹는 손님들도 있다.

● **뉘조 야생초 전문점**

☎02-730-9301 =일부 메뉴만 채식

\*위치 : 서울특별시 종로구 관훈동 84-13

● **들풀**

☎ 02-745-9383 =일부 메뉴

\*위치 : 서울 명륜동(대학로 혜화역 부근)

● 사랑분식

☎ 02-577-4012

*위치 : 서울 강남구 개포동 1230-5


● 산골채식건강식당 뷔페(뉴스타트)

☎ 02-978-9006, 02-977-7437 =채식

*위치 : 서울특별시 중랑구 묵2동 238-12

● 산에나물

☎ 02-732-2542

*위치 : 서울특별시 종로구 팔판동 35-1 백월빌딩 2층

산나물과 버섯요리, 채식할 수 있는 것은 정식 한 종류.

● 산채 서울대점

☎ 02-888-1643=일부 메뉴만 채식

*위치 : 서울특별시 관악구 봉천4동 865-1

들깨칼국수, 된장찌개 등 다양함. 김치엔 젓갈이 들어감.

● 산촌 (소식가능)

☎02-735-0312 =오훈채 없는 소식

*위치 : 서울특별시 종로구 관훈동 14

http://www.sanchon.com

● 새생명건강동호회

☎02-3210-2151 =유란채식

*위치: 서울 종로의 채식뷔페식당 (뉴스타트)

건강채식요리가 있는 곳. 금요일 오후, 토요일, 일요일은 휴무.

● 소심(素心)식당 전통 찻집

☎ 02-734-4388 =채식

*위치: 3호선 안국전철역 6번 출구에서 인사동 문화의 거리입구 오른쪽 동덕

빌딩 지하 1층

● 수와래(스파게티전문점)

☎02-739-2122 =일부 메뉴만 채식

*위치: 서울 삼청동

● 시천주

☎02) 732-0276 =일부 메뉴만 채식

*위치 : 서울특별시 종로구 관훈동 118-27

http://www.sichunju.net/net.htm

● 신동양 중화요리식당

☎ 02-782-1754 =오훈채 없는 소식 가능

*위치 : 5호선전철 여의도역 5번 출구 여의도종합상가 건물 5층

*채식으로 주문 시 모든 중화요리를 채식으로 제공함.

● 아승지(阿僧祗)

☎ 02-836-8442 뷔페식, 사찰요리전문.

*위치 : 서울특별시 영등포구 신길동 223-17

http://www.aseungji.com

● 안현필 건강밥상

☎02-853-6094

*위치 : 서울특별시 대림동

* 젓갈사용-일부 메뉴만 채식. 각종 건강상품도 판매

● SM채식뷔페

☎02-576-9637 =소식

*위치: 서울 강남구 포이동 229-10 삼호물산 앞

http://www.smvege.co.kr

● 오세계향(五世界鄕)

☎ 02-735-7171=채식(오훈채 없는 소식)

*위치 : 서울특별시 종로구 관훈동 59

http://www.go5.co.kr

● 오세계향(五世界鄕) 채식뷔페

☎02-453-2112 =채식(오훈채 없는 소식)

*위치 : 서울 광진구 구의2동 53-10번지

http://www.go5.co.kr

● 온마을 두부전문점

☎02-738-4231 =일부 메뉴만 채식

*위치 : 서울특별시 종로구 삼청동 123

*야채두부전골을 드실 수 있음.

http://cafe.naver.com/ululul/7703

● 위푸드케어스

☎ 02-517-3759, 010-8790-0188 = 일부 채식

*위치 : 서울특별시 강남구 신사동 616-6 아고빌딩 2층

*채식& 약선 코스요리 전문점. 약선은 비채식.

● 자금성

☎02-318-1133~4 =일부 메뉴만 채식

*위치 : 서울시 중구 명동2가 51-8 명동 랜드로바 맞은편

*중식요리 채식으로 주문가능

● 적수방(滴水房)

☎ 02-2276-0993 =오훈채 없는 소식

*위치 : 서울특별시 중구 장충동2가 188-6 불광산사 (지하)

*대만 특유의 채식 음식 제공. 일요일 쉬기도 하니 문의요함.

http://www.fgs.or.kr

● 진리루

☎02-2215-6636 (채식 중식 가능)

*위치 : 서울특별시 동대문구 휘경 2동 255-19

● 청미래 자연식뷔페식당

☎02-2681-0567 =일부 메뉴만 채식

*위치 : 서울특별시 구로구 고척동 38-8   *생선, 해물도 취급.

● 채근담

☎02) 555-9173 =오훈채 없는 소식

*위치 : 서울 강남구 대치동 983 일동빌딩 별관 사찰음식

*사찰음식전문점 (소식 가능).

● 채선당 채식뷔페

☎ 02-2244-4747

*위치 : 서울 성동구 용답동 69-4

● 콩두파스타

☎02-722-0272 =일부 메뉴만 채식

*위치 : 서울특별시 종로구 삼청동 32-112

● 초록뜰

☎ 02-2213-1878

*위치 : 서울특별시 동대문구 휘경2동 276-57

채식메뉴-순두부밥, 묵밥, 묵사발, 버섯두루치기, 과일버섯탕수, 강릉심해모
두부, 들깨칼국수, 팥칼국수, 비빔면, 옹심이팥죽, 비빔면, 웰빙냉면 등 다양.

● 풀향기

☎02-2265-1320

*위치 : 서울 장충동점 서울특별시 중구 장충동2가 193-5

http://www.pulhyanggi.co.kr/new

● 한과채 채식식당 뷔페

☎02- 720-2802

*위치 : 종로구 관훈동 30-9 청아빌딩 지하

● 현미뷔페건강 자연식 식당

☎02-463-0406

* 위치 : 서울특별시 성동구 성수2가1동 300-66

*생선도 취급, 천연조미료만으로 맛을 내며, 기름도 100% 올리브유만 사용함.

● 카페 소반

☎02-730-7423

*구절판 비빔밥, 수경재배 새싹 비빔밥 등 선보임.

### 〈인도음식점〉

● **강가**

☎ 02-3444-3610

*위치 : 서울특별시 강남구 신사동 610-5 구정빌딩 2층

*일반메뉴 외에 채식메뉴가 따로 있음.

● **달(인도음식점)**

☎02-736-4627

* 위치 : 서울특별시 종로구 소격동 144-2 아트선재센터 1층

*채식주의자 메뉴가 따로 있음.

● **타지(인도음식점)**

☎ 02-776-3463

*위치: 서울특별시 중구 명동 1가 1-3

*채식주의자용과 비채식주의자용으로 구분되어 있다.

● **카레타운**

☎ 02-416-8117

* 고기요리가 있지만 채식주의자를 위한 메뉴가 별도로 있음.

● **카리카리**

☎ 02-313-5951

*위치 : 이대 정문쪽에 있음.

● **부카라(인도음식점)**

☎02-545-9889

*위치 : 서울특별시 강남구 신사동 631-34

인도황실요리를 표방하며 채식요리와 비채식요리로 나뉘어 있음.

● **인천의 중화요리점 태화원**

☎ 032-766-7688, 8688 =소식 가능

http://www.okinchon.co.kr/ret_chfood_sh04.htm

● **인천 부평의 산들바람**

☎ 032-502-0633

*위치 : 인천광역시 부평구 산곡3동 47-34 백운역에서 하차

*모든 재료는 100%유기농.

http://www.organicwind.com

● **경기도 고성의 화진포 막국수**

☎ 033-686-8182=일부 메뉴

*동치미막국수전문점. 주문할 때 계란 등을 빼고 주문 요청.

● **경기도 고양시 일산의 선화공주**

☎ 031-922-8008=일부 메뉴

*들깨순두부, 서리태콩국수 추천.

● **경기도 일산의 풍경소리**

☎031-901-8725 =일부 채식

*위치: 경기도 고양시 일산동구 풍동 665-7

*본관 및 별채, 숲으로 둘러싸여 있으며, 사찰을 연상케 하는 분위기.

● **경기도 일산의 요산재**

☎031-906-8288

*위치 : 경기도 고양시 일산동구 풍동 665-7

● **경기도 일산의 산촌**

☎031-969-9865

*산촌정식으로 유명한 사찰음식 전문식당으로 서울 인사동에 있는
"산촌"의 분점이다.

● **경기도 분당의 이든밸리**

☎031-711-9201 =유란 채식

http://www.vegcook.co.kr

● **경기도 분당의 산야초 마을**

☎031-711-5333

*산야초 하우스 농장직영으로 산야초를 조달하고 있으며, 자연농업으로 생산된 친환경 농산물.

● **경기도 수원의 뜰안채 채식뷔페**

☎031-291-5879 =유란 채식

*위치 : 경기도 수원시 권선구 호매실동 821-1 칠보산 입구

● **경기도 안산의 채식뷔페 요산재**

☎ 031-417-8187

*위치 : 경기도 안산시 상록구 사 1동 1204-7

http://www.yescall.com/yosanchae

● **경기도 양주의 콩맘마**

☎ 031-836-1188=부분 채식

*2007 맛깔스런 경기 으뜸음식점으로 선정된 곳.

육류, 생선도 취급하므로 따로 채식으로 주문하여야 함.

● **경기도 양평의 모비딕**

☎ 031-774-4548 =일부 메뉴

* 채식 식당은 아니지만 동치미 국수, 돌솥비빔밥에 계란 빼고 먹을 수 있음.

● **경기도 여주의 걸구쟁이네**

☎ 031-885-9875

*위치 : 경기도 여주군 강천면 이호리 414-2 목아박물관 내 사찰음식점

http://www.sachalfood.co.kr/docs/index.html

● **경기도 양평의 향가**

☎ 031-774-5969

*위치: 경기도 양평군 서종면 문호리 666-9

● **경기도 파주의 점봉산 산채**

☎ 031-949-7890

*송이정식, 산채비빔밥, 도토리묵 등이 있음.

일반음식을 취급하는 산채전문점이므로 메뉴 확인하기 바람.

● **경기도 하남시 미사동 장독대**

☎031-791-9193-4

* 자연요법 연구가 강순남 원장이 운영하는 식당. 들깨죽, 장독대정식 등이 있으며 채식메뉴 일부임. 음식에 멸치 생선과 젓갈을 쓰므로 문의 필요.


〈강원도〉


● **강원도 춘천의 채식사랑뷔페**

☎033-252-2057

*위치: 강원도 춘천시 동면 만천리 329-13 (소식가능-양파 일부 사용)

● **강원도 속초의 점봉산 산채 마을**

☎ 033-636-5947 =채식 일부 메뉴

*위치: 강원도 속초시 노학동 668번지

*점봉산 한방 산채비빔밥, 산채정식, 버섯전골 및 산더덕구이 요리 등 판매.


〈대전 · 충청〉


● **대전 풀향기 채식뷔페**

☎ 042-488-2336

*위치: 대전광역시 서구 탄방동 54-19

● **대전 러빙홋 채식뷔페**

☎ 042-533-9951

*위치 : 대전시 유성구 도룡동 4-13 대전엑스포공원옆

● 대전 태화장중화요리

☎ 042-222-2407

*위치: 대전광역시 동구 정동 36-32 대전역 부근 구 MBC 옆

● 대전 참사랑두부

☎ 042-863-5417

*위치 : 대전시 유성구 전민동 336-1

● 대전 삼천동 국화꽃향기

☎042-320-2388, 2308

*위치 : 대전시 서구 삼천동 1171번지

*유기농차와 연밥 있음.

● 마르쉐라 웰빙부페

☎042-826-8411

*위치 : 대전광역시 유성구 반석동 640-3 뉴타운프라자빌딩 905호

www.marchera.com

● 충북 영동의 웰빙 음식 사랑채

☎ 010-3149-1080

* 완전채식식당

● 충북 청주의 사찰음식전문점 연당

☎ 043-222-4596

*위치: 충북 청주시 상당구 용암동

● 충북 제천의 백련채식뷔페

☎ 043-651-0056

*위치: 충북 제천시 한수면 탄지리 73-5

● 충남 천안 뜰안채웰빙채식뷔페

☎ 041-567-5879

*위치 : 천안시 안서동 141번지

● **전북 전주의 풀꽃세상 채식뷔페**

☎ 063-221-3355) =채식, 소식

*위치: 전라북도 전주시 완산구 중인동 75-5 혜성고등학교 부근.

● **전북 전주의 자연에 채식뷔페**

☎ 063-255-8462 비건식

*위치: 전주시 완산구 서신동 806번지

* 소식은 아니지만 우유를 비롯한 동물성 쓰지 않음. 일체의 화학조미료를 쓰지 않으며, 양자파동원리로 식품재료 정화, 선솔죽염을 모든 요리에 소금양념으로 활용.

● **전북 전주의 에버그린채식뷔페**

☎063-252-0822

*위치: 전주시 덕진구 송천동1가459-3

● **전북 정읍의 자연생활채식뷔페**

☎ 063-533-2114

*위치: 전라북도 정읍시 수성동 448-2

● **전북 남원의 가마고을**

☎ 063-633-6966

*즉석 가마솥밥(콩나물, 버섯, 영양), 우동류, 버섯전골, 돌솥 비빔밥 등 메뉴 다양.

● **전북 남원의 귀거래사**

☎063-636-8093

*100% 채식과 야생차

● 광주의 풀내음 채식뷔페

☎ 062-384-1717

*위치 : 광주광역시 서구 쌍촌동 1242-1

● 광주의 시골생활 건강식당

☎062-652-4744 =유란 채식

*위치 : 광주광역시 남구 주월동 371-41

● 광주의 자연생활 채식뷔페 본점 (뉴스타트)

☎ 062-228-0485 =유채식

*위치: 광주광역시 동구 대의동 50-20

● 광주의 자연생활채식부페 2호점(뉴스타트)

☎062-573-9344 =유란 채식

*위치: 광주 북구 삼각동 781-1

● 광주의 살림채식뷔페

☎062-675-3653 =유란 채식

*위치 : 광주광역시 남구 진월동 499-33

● 광주의 자연생활채식뷔페상무점

☎062-376-5180 =유란 채식

8위치: 광주광역시 서구 쌍촌동 1268 5.18기념문화센터 2층

● 광주의 자연주의 채식뷔페레스토랑

☎ 062-681-5800 =유란 채식

● 광주의 이파리채식뷔페

☎062-514-2282

*위치: 광주광역시 북구 운암3동 1063-9

● 광주의 문수동자연채

☎062-374-8899, 011-644-6205

*위치: 광주 서구 금호동 금호1동 동사무소앞

● 전남 구례군의 초가원

☎ 061-781-2222

*위치 : 전남 구례군 광의면 방광리 93번지 천은사 길목

퓨전사찰음식(오신채 사용), 대통밥과 산나물 등 메뉴 다양.

● 전남 목포의 자연생활채식뷔페목포점

☎061-281-6663

*위치: 전남 목포시 옥암동 1052

● 전남 목포 왈츠 건강채식식당

☎061-282-3747

*유기농재료 위주로 사용한다고 함.

● 전남 여수 산들바람

☎061-681-5332

*위치: 전남 여수시 화양면 용주리 211-1


〈대구 · 경북〉


● 대구 유기농한식뷔페 이플

☎010-5508-6262 =일부 메뉴

*위치: 대구 지산동 동아백화점 맞은 편 농협건물 B1

*계란, 김치에 젓갈, 일부 국물에 멸치를 사용하고 있음.

● 대구의 채식식당 보리수

☎053-421-7737, 011-9582-5393

*위치: 대구광역시 중구 봉산동 137-19

*오신채, 젓갈 쓰지 않음.

콩고기, 해조류 등을 사용, 영양돌솥밥, 산채비빔밥, 보리수정식 등 메뉴 다
양.

● **대구의 사찰음식 죽비**

☎ 053-853-3341

*위치: 경상북도 경산시 와촌면 신한리 334-1

● **대구의 연화정**

☎054-975-9400

*위치: 팔공산 한티재 방면

● **대구의 중화요리 청우방**

☎ 053-815-0798

*위치: 경상북도 경산시 중방동 347-20

채식 자장면, 짬봉, 마파두부, 채식김치 등 여러 가지 요리를 주문할 수 있음.

● **대구의 아힘사**

☎ 053-744-3373, 010-6656-3299

*위치: 대구시 동구 신천4동 366-13

아힘사 코스요리, 비빔밥, 콩가스, 콩탕수, 콩치킨, 콩국수 등.

● **경북 구미의 바루**

☎054-475-6688

*위치: 경북 구미시 신동 664

*사찰음식이 주제지만 생선, 고기메뉴도 있음.

● **경북 경주의 유화전통다원**

☎ 054-741-3579

*위치: 경상북도 경주시 동천동 987-43

● **경북 경주의 다유**

☎054-773-0686, 011-523-8866

*위치: 경상북도 경주시 천북면 물천리 1059-7

● **경북 경주의 바루**

☎ 054-774-5378

*위치: 경주시 무열왕릉 시외방향 5분거리 도로변(전통사찰음식)

● **경북 경주의 향적원**

☎ 054-775-0014

*위치: 경북 경주시 불국사역 삼거리에서 불국사 방향으로 가다보면 있음.

● **경북 경산의 죽비**

☎ 010-6799-7297

*위치: 경상북도 경산시 와촌면 신한리 334-1

● **경북 문경의 길림성**

☎ 054-571-5455 =채식 주문

*위치: 경상북도 문경시 농암면 종곡리 31-1 번지

중화요리-한농버전(채식)으로 자장과 짬뽕 등을 주문할 수 있음.

● **경북 안동의 채식사랑식당**

☎054-841-9244

*위치: 경상북도 안동시 동문동 158-5

● **경북 영주의 사찰음식점 부석사 미가가든**

☎ 054-633-7415

*위치: 경상북도 영주시 부석면 소천리

● **경북 상주의 사찰음식점 통나무집**

☎ 054-533-3313

*위치: 경상북도 상주시 지천동

● **경북 포항의 요산재 채식식당**

☎ 054-278-3240

*위치: 경상북도 포항시 남구 대잠동 469-17


〈부산 · 울산 · 경남〉


● **부산의 웰빙 남새부페**

☎ 051-802-2101

*위치: 부산광역시 부산진구 부전동 397-44

● 부산 보수동 동화반점

☎ 051-243-0198

일반 중국집이지만 채식메뉴로 자장, 짬뽕, 탕수 가능함.

● 부산의 무심정 사찰음식전문점

☎ 051-517-3352

● 부산의 고미촌

☎ 051-513-2155

*위치: 부산광역시 금정구 구서동

*연꽃 씨를 밥에다 앉힌 연자밥으로 유명한 사찰음식 전문식당. 두부소박이도 인기가 많다.

● 부산의 러빙헛 서면점

☎ 051-808-7718 =비건

*위치: 부산시 부산진구 부전동 197-1번지

● 부산의 다전

☎ 051-808-6363

*위치: 부산 서면 1번가 마리포사 4거리에서 와바건물 4층

*전통차와 채식식사, 콩가스, 콩스테이크, 콩불고기, 김밥, 라면 등 메뉴 다양.

● 부산의 가얏고

☎ 051-518-0115

*위치: 부산시 금정구 장전동 418-1

● 경남 마산의 성덕분식

☎ 055-248-4500, 010-9392-5263

*위치: 마산시 산호동 산호시장 안에 있음.

● 울산의 채식사랑 소심

☎ 052-297-4844, 017-872-2038

*채식재료도 판매하며 채식정보도 제공.

● 경남 양산의 사찰음식전문점 바루

☎ 051-385-6688

*위치: 양산교육청 신청사 앞

● **경남 양산의 약선음식전문점 죽림산방**

☎ 055-374-3392

*위치: 경상남도 양산시 상북면 대석리 393

조류, 생선도 나오니 주문 전 미리 문의하시길 바람.

영산대 교수이자 초근목피 약선을 저술한 약선 전문가인 권민경 교수가 운영하는 식당임.

● **경남 창원 화련정**

☎ 055-266-9120 (소식 가능)

*위치 : 창원시 중앙동 95-3 번지 삼일상가 앞 공성상가 2층

*된장 뚝배기, 쌈밥, 들깨찜, 버섯전골 등 메뉴 다양.

● **경남 창녕의 도리원**

☎ 055-521-6116-7

*위치 : 경남 창녕군 영산면 죽사 373-1

● **경남 진주 자연으로 채식뷔페**

☎ 055-762-5888

*위치: 경남 진주시 칠암동 503-7번지

● **경남 진주 뚱보곰탕 (소식 가능)**

☎ 055-752-8300

*위치: 진주 칠암동 강변로 강변사우나 앞에서 서쪽.

● **경남 사천의 채식건강식당 –뉴스타트채식뷔페**

☎ 055-852-7009

*위치: 경남 사천시 곤명면 금성리

● **경남 창원의 수선재(약선사찰음식)**

☎ 055-274-5757

*창원시 대방동 364-1 엑스목 3층 316호

사찰 음식의 대가인 적문스님의 문하생인 정문성 씨의 음식점.

〈제주〉

● **제주도 서귀포 찰나레스토랑**

☎ 064-738-1061

*위치: 제주도 서귀포시 색달동 2934-1

http://www.gallerychalla.com/

● **제주도 제주시 연우네**

☎ 064-712-5646

*위치: 제주특별자치도 제주시 노형동 571-2번지

*찹쌀들깨옹심이, 야채비빔밥, 녹차들깨수제비 등 메뉴 다양.

● **제주 인도음식점 바그다드**

☎ 064-757-8182

*베지터블메뉴 따로 있음.

● **제주시 애월읍의 물뫼골**

☎ 064-713-5486

*위치: 제주특별자치도 제주시 애월읍 수산리 795-1

*연잎밥, 된장국수, 쉰다리차, 들깨수제비, 보말죽 등 메뉴 다양.

● **제주 길섶나그네**

☎ 064-782-5970

*위치: 제주시 조천읍 와산리 1303-6

제주산 나물 등 웰빙밥상, 채식위주, 인공조미료 no! 간장된장고추장 모두 제주콩으로 담근 것 사용.

● **제주 세상을 여는 사랑**

☎ 064-794-3233 (소식 식당)

*위치: 제주시 애월읍 신엄리 971번지

● 제주 채식 음식점 밥이 보약

☎ 064-744-7782, 011-9458-7783

선재스님께 배우신 분이 운영. 야채비빔밥, 들깨수제비, 순두부 등.
순두부는 모시조개 넣고 나오므로 채식한다고 미리 이야기할 것.


● 제주 나마스테 그린커피숍

☎ 064-759-6113, 010-3332-4989

커피, 주스, 차, 죽... 채식식사(콩가스, 콩스테이크) 가능, 통밀빵 취급.


## ● 예산 민속촌 사랑채 퓨전 샐러드바

예산에서 전문 채식식당이 없는 상황에서 얼마 전 오랫동안 수철리 계곡에서 민속촌
을 운영했던 실력 있는 이성구 사장이 개업을 해 채식하는 사람들에게 희소식이 되
고 있다.

깔끔하게 차려지는 식단은 물론 인테리어도 새롭게 이조시대의 토기를 비롯한 전시
물로 꾸며져 음식을 먹고 난 후 커피 외에 다양한 차와 다과로 즐기며 볼거리를 제공
하고 있어 상당히 인기를 끌고 있다. 음식은 보리밥, 상큼한 샐러드와 돈가스를 특별
하게 요리한 뷔페식단으로 구성되어 있으며, 미리 사전 예약을 하면 완전한 채식 위
주의 식단이 가능하고 간단한 파티와 단체모임도 가능하다.


♠ 주    소 : 충남 예산군 예산읍 산성공원 3길 42(산성리 769) 명가2층
♠ 전화예약 :  041-335-6520
♠ 영업시간 : 오전 11시 30분 ~ 오후 8시 30분

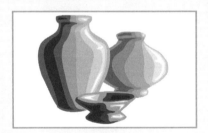
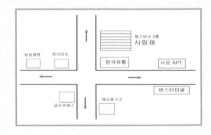

# 채식요리서적들

50인의 채식요리···송숙자 감수/시조사

건강채식요리···김계자.송숙자/ 시조사

고기보다 맛있는 채식 요리···김재혁,정인봉 지음 / 시공사 / 2002년 3월

눈으로 먹는 절음식···김연식 / 우리출판사 / 2002년 03월 / 정가 : 14,000원

몸에 좋고 맛도 좋은 채식요리···삼성출판사 / 2002년 7월(3권)

산사에 가면 특별한 식단이 있다···정세채/ 모색

선재스님의 사찰음식-229가지 자연의 맛···선재/디자인하우스

소박한 밥상···헬렌 니어링 공경희옮김/ 보리

수박껍질과 하얀절편···김연희 /그린비

(예방과 치료 및 유아를 위한) 채식요리···김계자.김덕윤 /시조사

이상구 박사의 자연식 건강요리···이상구/주부생활

자연건강 사찰음식···이여영 / 열린서원 / 2002년 05

전통사찰음식···적문 / 우리출판사

채식요리···삼성출판사 편집부 엮음 / 삼성출판사 / 2002년 7월

처음 배우는 떡···박경미/ 중앙M&B

천연채식요리···홍춘자/ 시조사

(퇴행성질병, 예방과 치료를 위한) 202 채식요리···양일권.이미숙/ 시조사

한국사찰음식···김연식 /우리출판사


채식

고기 욕망의 근원과 변화···난 멜링거 저/임진숙 역 /해바라기출판

나는 채식하는 오페라가수···이영화/문화유람

동물해방···피터 싱어 저 김성한 옮김/ 인간사랑

명상인을 위한 채식···아난다 미트라, 이정이옮김/ 한국 아난다 마르가

몸이 원하는 밥 조식···마쿠우치 히데오 지음, 김향 옮김 / 디자인하우스

베지테리안 세상을 들다···쯔루다 시즈카/손성애/모색

성난 카우보이…하워드 F. 리먼, 김이숙 옮김 /문예출판사

소가미치다니…칸트리라이프

육식, 건강을 망치고 세상을 망친다 1권…존 로빈스, 손혜숙 옮김/아름드리

육식, 건강을 망치고 세상을 망친다 2권…존 로빈스 지음, 이무열 외 옮김/아름드리

육식을 삼가자…모리시다게이치/가리내

육식의 종말…제레미 리프킨 (지은이), 신현승 (옮긴이)/시공사

음식혁명…존로빈스/시공사

이고기는 먹지마라―육식터부의 문화사…프레데릭J시문스/김병화/돌베게

채식은 사랑입니다…한울벗 /도서출판 정

채식이야기…이광조/연합뉴스

초라한밥상…마쿠우치 히데오/김욱송역/참솔

코끼리가 울고 있을때…제프리 무세이프 메이슨 (지은이), 오성환 (옮긴이) /까치글방

패스트푸드의 제국…에릭 슐로서, 김은령 옮김/에코리브르

프랑켄슈타인은 고기를 먹지 않았다…캐럴 J. 아담스 /류현 / 도서출판 미토

행동하는 세대…대니 서 지음, 임지현 옮김 / 문학사상사

환경윤리…J. R. 데자르뎅 김명식 옮김


# 채식, 환경, 생명 관련 사이트


한울벗채식나라 …http://www.hanulvut.com

생명과 환경을 살리는 채식모임 …http://www.veg.or.kr

한국채식동호회연합…http://www.vege.or.kr (구)http://cafe.daum.net/veget

내 운명을 바꾸는 채식의 비밀

지구사랑 vega(채식모임) …http://cafe.daum.net/vegetarian
푸른생명한국채식연합 …http://www.vegetus.or.kr
아름다운채식이야기 …http://vegecook.cyworld.com
풀뜯어 먹는 소리 …http://feed-on-grass.cyworld.com
베지푸드 채식요리 …http://www.vegefood.co.kr/html/info/food/rice_1.htm
생명운동본부채식요리 …http://www.newlifein.org/html/cooking/cookDB.htm
한국전통사찰음식문화연구소 …http://www.templefood.co.kr/RECRUIT.htm
환경정의 시민연대-다음을 지키는 사람들…http://ecoi.ecojustice.or.kr
풀꽃 세상을 위한 모임 …http://www.fulssi.or.kr
녹색연합 …http://www.greenkorea.org
환경운동연합 …http://www.kfem.or.kr
생명학대방지포럼 …http://www.voice4animals.org
동물학대방지연합 …http://foranimal.or.kr
자연과 환경을 사랑하는 사람들…http://cafe.naver.com/naturelover


**채식상품과 농산물판매**


베지푸드(채식상품) …http://www.vegefood.co.kr
베지랜드(채식상품)… http://www.vegeland.com/
베지러브(채식상품) …http://www.vegelover.com
한농마을 유기농농산물 …http://www.hannong.com
유기농 농산물 …http://www.62nong.com
한국생협연대 …http://www.icoop.or.kr
외국채식상품사이트 …http://www.veganstore.com
자농닷컴(자연농산물) …http://www.janong.com
한살림 …http://www.hansalim.co.kr

**명상과 수련관련**

명상나라 ···http://www.zen.co.kr

수선재(선도수련)··· http://www.soosunjae.org

마음수련회 ···http://www.maum.org

수진선학연구회 ···http://www.soojinsunhak.com

참세상행복한 사람들···http://www.humannets.com

한국단학회 연정원··· http://www.dahn.org

국제도덕협회 ···http://www.ilgwando.or.kr

국제명상협회··· http://www.godsdirectcontact.or.kr

국제총합요가협회··· http://www.kjyoga.co.kr

아드봐이타 요가 명상 ···http://www.yoga.pe.kr/low/entrance.htm

아봐타 ···http://www.avatarcourse.kr

브라마 쿠마리스 명상학교···http://www.bkkorea.org/lecture/practi01.asp

그리스도인으로 살기운동 ···http://www.clm.or.kr

불교교양강좌 ···http://studybud.buddhism.org/home.htm

불교의 기초예법 ···http://arihan12.com.ne.kr

길을 묻는 이에게(대행스님과 함께) ···http://yeorae.hanmaum.org/ask2/ask_list.asp

신과 나눈 이야기모임 ···http://cwgkorea.net

기타 정신수행관련···http://hanjh21c.cafe24.com/han/sprit.php

김기태선생의 도덕경 다시읽기 ···http://www.be1.co.kr

라자요가명상센터 ···http://www.rajayogacenter.com/main.htm

이경숙의 구름카페 ···http://www.clouds.or.kr